Herausgegeben von Kurt Brust
Institut für Soziale Berufe Ravensburg

Hans-Helmut Decker-Voigt

„... das berührt mich tief" – Musiktherapie und Basale Stimulation/ Basale Bildung

Eine Zusammenführung
unter Einbeziehung therapeutischer Grundgedanken
der Logotherapie von Viktor E. Frankl

Reichert Verlag

Bibliografische Information der Deutschen Nationalbibliothek
Die Deutsche Nationalbibliothek verzeichnet diese Publikation in der Deutschen Nationalbibliografie; detaillierte bibliografische Daten sind im Internet über http://dnb.dnb.de abrufbar.

Gedruckt auf säurefreiem Papier
(alterungsbeständig – pH7, neutral)

www.reichert-verlag.de
ISBN: 978-3-95490-208-8

Printed in Germany

Inhalt

„Eine Festschrift und darüber hinaus…“
Vorwort von Kurt Brust als Herausgeber 7

Vorwörter zur Nutzung dieser Schrift in sozialen Berufen 9

1. Ein-Leitung einer Begegnung mit dem Leser 11

2. Der Mutterleib als basaler ganzheitlicher Klangraum 14

3. Vom ersten und weiteren Spielräumen des Menschen 17

4. Das Spielen mit den Bauelementen der Musik und deren Bezug zur Persönlichkeit des Menschen 20

5. Wovon und womit wir leben: Affekte – und unser Umgang damit 21

   Affektabstimmung – wie sie gelingt und misslingt 21

6. Interaffektivität – wie wir dasselbe Gefühl teilen und mitteilen 26

7. Beziehungsentwicklung beim Umgang mit Musikinstrumenten und allem, was sonst klingen kann 28

8. Baustein: Rhythmus 30

   Die Brücke vom musikalischen Rhythmus zur körperlichen Berührung als basale Stimulation 31

9. Baustein: Dynamik 33

   Die Brücke von der musikalischen Dynamik zur körperlichen Berührung 35

10. Baustein: Klang und Melodie 37

   Die Brücke von musikalischem Klang und Melos zur körperlichen Berührung 42

11. Baustein: Form 44

   Die Brücke von musikalischer Form zur körperlichen Berührung 45

12. Die Instrumente der Musik und die Basale Stimulation 47

13. Funktionen von Musik für die Psyche 54

   Musik, die uns entspricht 54

   Musik, die ausgleicht, komplementiert 54

   Musik, die ersetzt, kompensieren hilft 54

   Musik als Übergangsphänomen (Musik, die uns an Personen, Orte, Situationen erinnert) 56

   Musik als Vehikel 57

   Musik, die uns sozial zugehören lässt (Musik als soziokulturelles Ordnungssystem) 57

   Musik zur Vitalisierung – und zur Entspannung (trophotrope und ergotrope Musikstrukturen) 58

Musik, die unser Empfinden spiegelt (Musik als emotionaler Resonanzgeber) 63
Musik lässt mich träumen, Gutes und Bedrohliches (Musik als Projektionsschirm) 64
Musik fürs Hirn (Musik als neuronaler Stimulus) 65
Musik, die uns trägt (Musik als Container) 66
Musik der Anderen (transkulturelle Funktion) 67
Musik, die ein Stück Ewigkeit ahnen lässt (transzendierende Funktion) 70

14. Beispiele für weitere Funktionen der Musik – am Beispiel musiktherapeutisch orientierter Arbeit in einem Altersheim . . 74
15. Vom Leben in end-losem Leiden durch End-losigkeit – Annäherung an das therapeutische Denken von Viktor E. Frankl an Beispielen von Musik auf Pflegestation, Station für Patienten im Wachkoma, Flüchtlingsheim, Palliativstation und Hospiz u. a. 76
16. Beispiel: Wachkoma-Station 83
Beispiel: Flüchtlingsbetreuung 88
Beispiel: Palliativstation/Hospiz 89
Musik in der Schmerztherapie 92
17. Musik in der Medizin/MusikMedizin Oder: Was man in allen Institutionen, die Menschen pflegerisch und therapeutisch begleiten, über die Wirkung von Musik wissen sollte . 95
Die geistige Person gegen den lebenden Leichnam 97
Der unbewusste Geist, das unbewusste Geistige 100
Zum Ende, zum Ziel kommen: Therapie, Spiritualität und Religiosität . 102
Vom „Mitleid“, das wir fühlen dürfen 106
18. Einführung zum Praxisteil der Spiel-Beispiele 108
19. Spiele-Sammlung 113
20. Praxismaterialien 138
21. Nachwort zur Literatur zum Thema – anstelle einer verfrühten Literaturliste 139
Literatur alphabetisch 141
22. Anregungen für Fragen nach der musikalischen Sozialisation unserer Klienten: Die musikalische Biografie-Arbeit 143
23. Patientenfragebogen 146
24. Danksagung 147
Über Herausgeber und Autor 148

„Eine Festschrift und darüber hinaus…"

Vorwort des Instituts für Soziale Berufe Ravensburg
und der Akademie für Weiterbildung durch ihren Direktor als Herausgeber

Kurt Brust

Dieses Buch ist eine Festschrift – und ein Lehrbuch. Oder umgekehrt: Wir geben ein Lehrbuch anlässlich eines Festes heraus: der Einweihung unseres Neubaus in Ravensburg.

Der Grund: Eine Festschrift wird meist mit Inhalten gefüllt, die sich auf den Anlass, das Fest, beziehen. Wir wollen unseren Fachschülern und Studierenden, die in die sozialen Berufe gehen, einige der wichtigsten und gleichzeitig interessantesten methodischen Möglichkeiten in der therapeutischen Begleitung bzw. in der therapeutisch orientierten Pflege an die Hand und in ihr Herz geben: Spezielle Methoden der Musiktherapie, die uns unsere behinderten Partner noch mehr und tiefer in ihrer Biografie verstehen und ihre Bedürfnisse und Lebensqualität begleiten lässt.

Als ich die Arbeit von Professor Dr. Dr. h.c. Hans-Helmut Decker-Voigt hier in Ravensburg vorgestellt bekam, begriff ich sofort die Nähe der Musiktherapie zur Basalen Stimulation, wie sie uns durch Professor Dr. Andreas Fröhlich und Christel Bienstein für unsere Arbeit als zentral wichtig entwickelt wurde.

Daraufhin wurde Musiktherapie als Weiterbildungsstudienangebot in unserer Akademie aufgenommen und zusammen mit der Forschungsstelle Künstlerische Therapien der Hamburger Musikhochschule angeboten. Derzeit erfolgt dies bereits in der zweiten Weiterbildungsstudiengruppe, der ein Aufbaukurs folgen wird, alle jeweils acht Dreitages-Seminare lang.

Prof. Decker-Voigt, Gründungsdirektor des international bekannt gewordenen Instituts für Musiktherapie der Hamburger Hochschule für Musik und Theater und seit seiner Emeritierung bei uns als Leiter dieser Weiterbildung in der Akademie für Musiktherapie, hat mit Dozentinnen unseres Hauses nicht nur die Nähe der Musiktherapie zur Basalen Stimulation festgestellt, sondern in zahlreichen Praxisforschungsvergleichen auch die basale Stimulationskraft der Musik selbst – in Verbindung mit der taktil-haptischen Kommunikation, wie wir sie aus der Basalen Stimulation kennen.

Mit diesem Buch als Lehrwerk wollen wir in der Südwestregion unseres Landes, die (noch) keine eigene Ausbildung für Musiktherapie anbietet, zumindest auf der Weiterbildungsebene für die sozialen Berufe Methoden der Musiktherapie in das Gesamtcurriculum unserer Ausbildungen einbeziehen, wie sie für soziotherapeutisches Handeln unabdingbar sind.

Der Grund dafür wiederum: Musiktherapie ist für unsere Klientel nicht nur sinngebend, sondern buchstäblich Lebens-Mittel, wie uns alle Forschungen aus der modernen Entwicklungspsychologie zeigen, die Prof. Decker-Voigt mit einigen seiner Hochschul-Kollegen ebenfalls repräsentiert.

Wir schaffen damit und mit diesem Lehrwerk keine „Schmalspur“-MusiktherapeutInnen, sondern verschaffen unseren Berufen Einblick, Training und Handlungsrepertoire aus der Musiktherapie, die selbstverständlicher Teil aller unserer Ausbildungen sein sollte – neben dem Fach Musik, das wir ohnehin mit kompetenten Kollegen immer schon anboten, Kollegen, die auch der Musiktherapie offen gegenüberstehen.

Ähnlich wie das Fach Psychologie heute in den Ausbildungen zu jedem Interaktionsberuf selbstverständlicher Teil ist, ohne dass Erzieher oder Ärzte gleich damit Psychologen werden, sehen wir die Musiktherapie an:

Jeder Beruf, dessen Profession darin besteht, mit Menschen umzugehen und Begegnung zu gestalten, sollte Musik und ihre basale Auswirkung auf die leiblich-seelisch-geistige Dreieinheit jedes Menschen kennen und in das eigene therapeutische Repertoire bzw. ein therapeutisch orientiertes Pflegerepertoire einbeziehen.

Die mittelfristig beschlossenen Zusammenführungen von Altenpflege und Krankenpflege, die anstehenden Reformen aller Interaktionsberufe, sind eine Chance dazu: Musiktherapeutische Kenntnisse und klientelbezogene methodische Schritte daraus ebenso selbstverständlich in das eigene Fühlen, Denken und Handeln unseren Klienten gegenüber zu integrieren wie eben Psychologie oder die alles voraussetzende Empathie.

Der dritte Teil dieses Lehrwerkes führt mit zahlreichen Fallszenen aus der reichen Praxisforschungsarbeit des Autors ein in grundsätzliche Gedanken von Viktor E. Frankl, unter anderem zu Religiosität und persönlicher Religiosität und Ethik in Bezug auf therapeutisches Handeln – unverzichtbar an Instituten wie unseren, die sich christlicher Ethik verpflichtet fühlen.

Meine Kolleginnen und Kollegen in der Dozentenschaft des Instituts für Soziale Berufe wünschen diesem Buch weit über seine Funktion als Festschrift anlässlich der Einweihung unseres Neubaus hinaus viele Leserinnen und Leser in allen Generationen, die das Gelesene in ihrer therapeutischen und therapeutisch orientierten pflegerischen Praxis denen anbieten, für die wir alle arbeiten. Mit dem Ziel der basalen Stimulation von Physis, Psyche und Geist!

Ravensburg im Herbst 2016

Jeder Therapeut ist im Zustand
der Aktion immer Künstler.

Peter Petersen

Vorwörter zur Nutzung dieser Schrift in sozialen Berufen

Für wen sie ist:
Diese Schrift ist in erster Linie eine Handreichung für die Praxis in sozialen Berufen, die erstmals vertieft Basale Stimulation mit Erkenntnissen und Handlungsmodellen aus der Musiktherapie verbindet.

Wie ich Sie anrede und warum:
In meinen Tätigkeiten begegnete ich weitaus überwiegend Frauen als Studentinnen wie Kolleginnen – diese Begegnungen waren

- in einer sozialpädagogischen Fachhochschule und deren heilpädagogischen Praxisprojekten,
- in einer Medizinischen Hochschule,
- in einer Klinik für Innere Medizin und Kardiologie,
- in einer MusiktherapeutInnen ausbildenden künstlerisch-wissenschaftlichen Hochschule,
- in einem Altenheim,
- in einer Klinik für Patienten mit erworbenen Hirnverletzungen,
- in einer stationären Einrichtung für schwermehrfachbehinderte Menschen,
- in einer Universitätsklinik.

Es waren derart viel mehr Kolleginnen als Kollegen, dass ich in dieser Schrift grundsätzlich die weibliche Form wähle (Therapeutinnen, Pflegerinnen, Heilpädagoginnen) und nicht – wie üblich – die männliche.

Es wird Sie vielleicht merkwürdig anmuten, wenn Sie in meinen Formulierungen (ich bin ein männlicher Autor) dann lesen: „Wir als Begleiterinnen unserer Klientinnen…" – aber denken Sie nur daran, wie selbstverständlich und gar nicht merkwürdig es bisher war, dass die meisten weiblichen Autorinnen dann schrieben „Wir als Therapeuten, als Pfleger, als Ärzte, als Helfer…" mit der stets etwas ambivalenten Inklusion, dass die männliche Form natürlich die weibliche einbezieht.

Dort, wo es um Klienten, um Patienten, um unsere Gegenüber geht, da nutze ich dann auch die männliche Form.

Zum Inhaltlichen:
Basale Stimulation gibt es, seit es ihr Kind liebende Mütter gibt – und seit es die professionelle Begleitung gesunder, kranker oder behinderter Menschen gibt.

Musik in der Begleitung der Entwicklung gesunder Kinder und kranker oder behinderter Menschen gibt es, seit es Mütter gibt.

Erst das wachsende Wissen um die Bedeutung von Berührung, von Bewegung und von Musik auf den Menschen und die Entwicklung dieses Wissens zu Wissenschaft hat uns die Worte zur immer genaueren Erkenntnis und deren Beschreibung ermöglicht.

Dieses Buch führt Erfahrungen mit Musiktherapie und Basaler Stimulation und der sich daraus ergebenden Theorie zusammen – und will sie möglichst anschaulich und hörbar schildern: für Fachkräfte im sozialen Bereich, für ihre Klienten und deren Angehörige.

Dieses Buch macht bekannt mit Methoden und deren zugehörigen Gedanken (Theorieausschnitten)

- der Musiktherapie mit Blick auf die Praxisfelder des Instituts für soziale Berufe,
- der Entwicklungspsychologie von Daniel Stern,
- der Psychotherapie von Viktor E. Frankl, weil aus seinem komplexen Werk (Existenzanalytische Psychotherapie und Logotherapie) elementar wichtige Grundgedanken jede therapeutisch orientierte Begleitung mitprägen sollte.

Mein Lesehintergrund für mein praktisches Handeln:
Literatur habe ich nur sparsam im Text erwähnt. Im Schlusskapitel widme ich mich dafür der Musiktherapie-Literatur, die diese Zusammenführung von Basaler Stimulation und Musiktherapie mit vorbereitete. Und weiterer Literatur, die dies nicht tat, aber wichtig für unser Wissen und die daraus folgende Praxis der Schnittfläche zwischen Musiktherapie und Basaler Stimulation ist.

„Sie hören mit mir meine Musik an, sprechen mit mir darüber
und kennen mich fast so gut, wie ich mich selbst.“

Ein Geriatrie-Patient

1. Ein-Leitung einer Begegnung mit dem Leser

Eine Szene:

Frau F., 83 Jahre, leidet unter progredierender Demenz. Sie spricht überwiegend in Ein- oder Zwei-Wort-Sätzen. Sie sitzt der Begleiterin gegenüber, die auf Anregung der Angehörigen eine CD mitbrachte („Die hörte sie oft, als sie noch Zuhause lebte“).

Die Begleiterin kündigt die CD an, nennt den Namen des Sängers (Heintje), den Titel des CD-Tracks („Mama“), beobachtet Frau F., wie diese nickt, „oh ja“ sagt. Beim Anhören des Mama-Schlagers bricht sie in Tränen aus, zeigt mit den Händen aber eine abwehrende Geste, als die Begleiterin die Lautstärke des Wiedergabegerätes zurückzunehmen beginnt. „Nein!“, sagt Frau F., „weiter!“

Die Begleiterin lässt Heintje weitersingen und reicht Frau F. ein Taschentuch, das Frau F. auch nimmt, dabei aber die Hand der Begleiterin festhält.

Begleiterin und Klientin hören die CD zu Ende und währenddessen streicht die Begleiterin im Andante-Tempo des Schlagers Frau F.s Hand mit langsamer, vorsichtiger, aber sicherer Berührung.

Nach der Musik legt Frau F. ihre Hand auf die Hand der Begleiterin und bewegt sie nicht, der Atem von Frau F. zeigt jedoch anhaltende Erregung, auch hörbar durch ihre Nasenatmung.

Die Begleiterin orientiert sich jetzt am Heben und Senken der Atmung von Frau F., begleitet dann die Ausatmungsphasen von Frau F. mit einem ruhigen Summton: Mmh, mmh, mmh. Das Summen wird präzise am Ausatmen (= Senkung des Brustkorbs bzw. des Bauchfells) orientiert. Frau F. schließt die Augen.

Sehr langsam und in kleinen Schritten verlängert die Begleiterin mit ihrem Summton die Tonlänge. Die Ausatmungsphasen von Frau F. folgen dieser Verlangsamung und schließlich singt Frau F. ein zittriges „Jaaa“ zu den Summtönen der Begleiterin. Ihre Gesichtszüge entspannen sich, ihre Hand, deren Finger auf der Hand der Begleiterin noch eben Unruhe zeigten, liegt jetzt ruhig. Beider Stimmen singen, summen noch eine kleine Zeit, die in Stille übergeht.

Nach einer Weile der Stille schlägt Frau F. die Augen auf, schaut ruhig die Begleiterin an, nickt und sagt dann die zwei Worte „Wieder kommen.“ Mag sein, dass es auch ein Wort war.

Diese Szene geschah und wird sich immer wieder so oder so ähnlich ereignen. Mal wird es eine Musiktherapeutin sein, mal ein Altenpfleger oder eine Heilerziehungspflegerin oder eine Schwester auf der Kinderstation.

In dieser Szene mischen sich zwei Handlungsrepertoires, die sich zunächst getrennt voneinander entwickelten und voneinander wenig wussten, auch wenn sie ganze Teile des jeweils anderen Handlungsrepertoires nutzten: Musiktherapie und Basale Stimulation.

In dieser Szene wirkt bereits, was in der Musiktherapie mit „Behandlungstrias" beschrieben ist: Die Begleitung eines Patienten, eines Klienten, eines Bewohners durch zeitgleich angebotene

Berührung,

Bewegung,

Musik.

Diese Schrift zielt ab auf die Zusammenführung dieser beiden großen, elementar wichtigen Praxisbereiche: Musiktherapie und Basale Stimulation – und dem hinter der Praxis steuernden Wissen.

„Basale Stimulation ist eine Form ganzheitlicher, körperbezogener Kommunikation für Menschen mit wesentlichen Einschränkungen (...). Basale Stimulation versteht sich (...) als psychotherapeutisch orientierte Begleitung in schwierigen Wahrnehmungs- und Kommunikationsphasen".

Christel Bienstein/Andreas Fröhlich in „Basale Stimulation in der Pflege" (2012)

„Musiktherapie ist eine künstlerische Psychotherapieform, in der Musik als Ausdrucksmittel (improvisierte Musik) und als Eindrucksmittel (gehörte Musik) in therapeutischen Beziehungen genutzt wird. Dabei reaktiviert Musik immer jene positiven Kräfte, mit denen wir seit der pränatalen Phase unsere Umgebung erleben und erarbeiten."

Hans-Helmut Decker-Voigt/Ralph Spintge in „Musik und Gesundsein" (2002)
bzw. dem „Lehrbuch Musiktherapie" (2011)

Diese Schrift versucht soeben dies mit Ihnen, der Leserin, dem Leser, was die Überschrift über diesem Kapitel aussagen will: Ein-Leitung einer Beziehung.

Sie, wir, die in sozialen Berufen arbeiten, streben immer eine Begegnung mit unseren Patienten, Klienten, Bewohnern an und Begegnung will eingeleitet, durchbegleitet und abgeschlossen sein.

Gleich ob Sie Kindern begegnen oder Hochbetagten, gleich ob Sie mit Menschen Begegnung erleben, die unter den Lebensbedingungen einer oder mehrerer Behinderung leben.

Sie und der Herausgeber sowie der Autor dieser Schrift arbeiten in Interaktionsberufen, d. h. in Berufen, wo menschliche Begegnung den Kern der Arbeit ausmacht. Wir werden für die Gestaltung von Begegnung ausgebildet, dafür bezahlt, bilden uns dafür fort.

Diese Schrift soll auch beim Anstreben des Anspruchs an die „Gestaltung einer Begegnung" helfen, die seit Martin Bubers Arbeiten am „Ich und Du" bedeutet: Wir widmen als Begleiter denen, die wir begleiten, unser in der aktuellen Situation maximal mögliches Bewusstsein für das Gegenüber.

So wird aus Zusammensein – Begegnung.

Abhängig ist Begegnung mit diesem Anspruch immer von Atmosphäre. Die eminent wichtige Bedeutung von Atmosphäre beschreibt der Musiktherapeut Jan Sonntag. Weit über den Titel seines Buches hinaus (s. Lit.) gelten die verschiedenen Aufgaben und Funktionen, die die verschiedenen Atmosphären abstrahlen und in allen sozialen Begegnungsebenen wirken.

Atmosphärenschaffung ist ein basaler Träger jeglicher Begegnung.

Aus dem ursprünglichen Wortstamm von Begegnung stammen unsere Begriffe von Nähe, Geg(e)nüber und Gnade.

Die obige Eingangsszene wird uns immer wieder begegnen, weil in ihr Schritte integriert sind, die aus verschiedenen Methoden stammen – basalen Methoden, und die führen uns immer zurück in unseren vorgeburtlichen Erlebnisraum, in dem wir unsere frühesten Prägungen erfahren.

Soweit diese Ein-Leitung als Versuch einer Begegnung mit Ihnen als Kolleginnen und Kollegen aus den sozialen Berufen. Wir können gar nicht oft genug auch an das „sozial" dabei erinnern: lat. sozius, sozia = Gefährte, Gefährtin, Begleiter, die Begleiterin und nehmen wir noch das griechische „therapeuein" hinzu (= dienen, begleiten), dann ist das Breitspektrum von unseren Interaktionsberufen in Pädagogik und Therapie noch immer nicht abgesteckt.

Erst war die Frau,
dann hat sie die Welt herbeigesungen.

Ein Spruch der Aborigines

2. Der Mutterleib als basaler ganzheitlicher Klangraum

Wenn wir heute im therapeutischen Zusammenhang die Wirkungsforschung der Musik ansehen, geht diese zurück auf unser aller basales Klangerleben im vorgeburtlichen Klangraum, wo sie untrennbar mit dem Erleben körperlicher Berührungswelt verbunden ist, die wiederum ohne Bewegungserfahrungen nicht möglich war.

Diese frühe „musikalische Prägung“ beeinflusst anschließend alle unsere Lebensaltersstufen von der Wiege bis zur Arbeit auf der Palliativstation oder im Hospiz.

In den meisten Kultursprachen der Gegenwart reagieren Menschen auf tief empfundene Musik mit zwei Formulierungen: „Diese Musik hat mich tief berührt“ oder „tief bewegt“. Dieser Unzufall in der sprachlichen Spiegelung hängt eben mit der wechselseitigen Bedingung von basalen Erfahrungen der Berührung, der Bewegung mit der Hörwelt zusammen.

Hier eine Visualisierung für diesen ersten Konzertsaal in unserem Leben, der alles prägt und für unser Thema Musik und Basale Stimulation die erste grundlegende und die wichtigste Erklärung gibt.

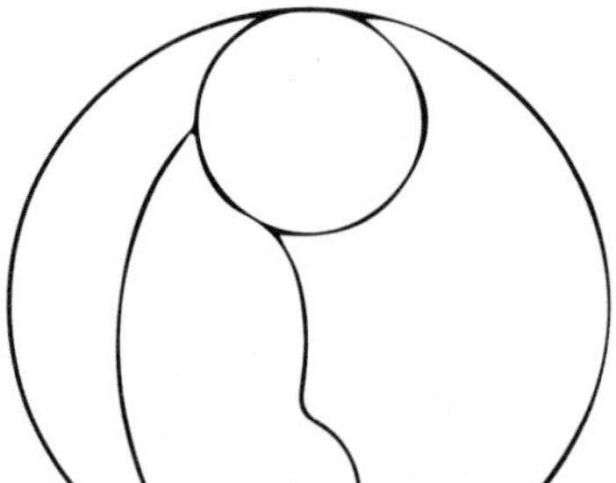

Symbol für Gebärmutter mit Placenta
und dem bewohnenden Embryo, später Fetus.

Nach den ersten Tagen als Zygote reifen wir in zwei Erfahrungswelten hinein, die aufeinander aufbauen: die embryonale und die fetale Erfahrungswelt. Unser Sensorium, mit dem wir nach der Geburt unsere „Wahrnehmung“ aufbauen, entwickelt sich auf zunächst elementaren Ebenen, die uns durch die ganze Schwangerschaft hindurch begleiten und für die gesamte Lebenszeit prägen.

Da unsere „Wahrnehmung" höchst subjektiv ist und bleiben wird, keine Wahrnehmung von „Wahrem" ist, werden wir ihr noch ein gesondertes Kapitel widmen. Denn ohne dass unsere Klienten und Patienten und zu begleitenden Bewohner uns und unsere Begegnungsangebote mit der ihnen möglichen Wahrnehmung erleben, entsteht keine Begegnung.

- Als Embryo haben wir taktilen Dauerkontakt unserer Außenhaut mit der Mutter, taktil = griech. = berühren. Musikalischer Takt ist mit diesem Wortstamm ebenso verwandt wie taktvoll sein im Umgang miteinander.
- Dieses taktile Erleben erweitert sich im fetalen Stadium (Beginn ca. 18.–22. Woche) um das haptische Erleben, haptein = griech. = berühren.
- Der Unterschied: Taktil nehmen wir Reize entgegen und erleben Berührung rezeptiv (denken wir an Berührtwerden, Gestreicheltwerden).

  Haptisch geben wir Reize, wir berühren aktiv, denken wir an die „Fingerkommunikationsmöglichkeiten" von Mutter und Vater, durch die sie mit den ersten auch sichtbaren Ausbeulungen der Hände und Füße des Fetus „erste Dialoge" erleben, von denen sich sehr viele auf den bildgebenden Verfahren der Digitaltechnik von heute als deutliche Aktion-Reaktions-Spiele beobachten lassen.

  Haptische Kommunikation ist aktiv, denken wir daran, wenn wir jemanden berühren, streichen, streicheln…

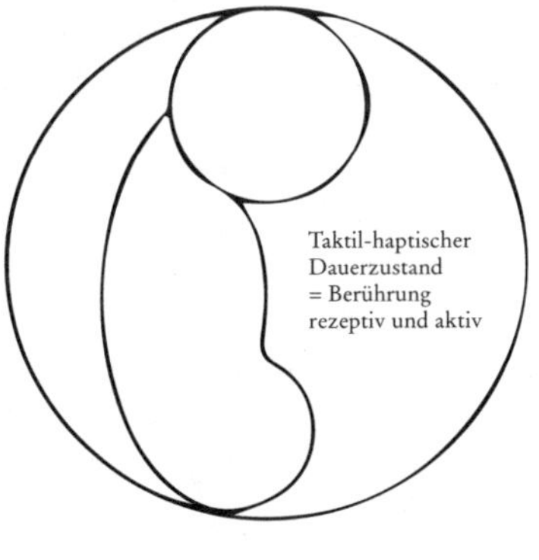

Zeitgleich zum ständigen Berührtwerden, später Berühren (taktil, dann haptisch) werden wir sowohl in der ersten Zeit als Embryo wie dann auch zur Reifung hin als Fetus bis zur Geburt *bewegt!* Auch die tief schlafende Mutter bewegt das wachsende Menschlein ununterbrochen allein schon durch die Bewegungen ihrer Atmung, die bei jedem Menschen in drei Phasen geschieht: Einatmen, Ausatmen und der dritten Zeit dazwischen: das Innehalten. Diese drei Atemphasen ändern sich ständig im 24-Stunden-Ablauf und bewegen das Kind. Noch mehr bewegt wird es, wenn die Mutter sich umdreht. Digitale, tomographische Aufzeichnungen und Ultraschallaufnahmen zeigen, wie mächtig der Fetus sich anstrengen muss, in der sich umdrehenden Mutter anschließend auch eine bequeme Lage zu finden.

Wir sprechen bei diesen Erfahrungen unserer Bewegung *zeitgleich* zum ständigen Berührtwerden und Berühren von den Vorerfahrungen späterer Kinästhetik und sich daraus entwickelnden Tanzbedürfnissen des Menschen.

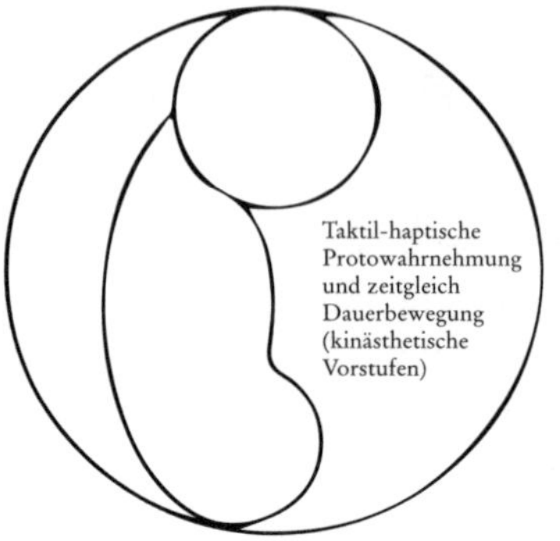

Wir kommen zum dritten Sensor, der sich im vorgeburtlichen (intrauterinen) Klangraum entwickelt und ebenfalls basale Bedeutung hat: die Hörerfahrung.

Unzufällig in die Zeit des Wanderns vom embryonalen zum fetalen Stadium entwickelt sich auch die Cochlea, die Schnecke hin zum Hörorgan. Während wir vorher auch schon akustische Reize (= Schwingungswellen) über unsere Derma, unsere Haut, aufnehmen, kommt jetzt die Rezeptionsfähigkeit der sich entwickelnden Hörorgane hinzu, die wir später so leichthin mit „Ohr“ umschreiben. Hier nutzen wir den Begriff des Auditiven (von lat. audire = hören):

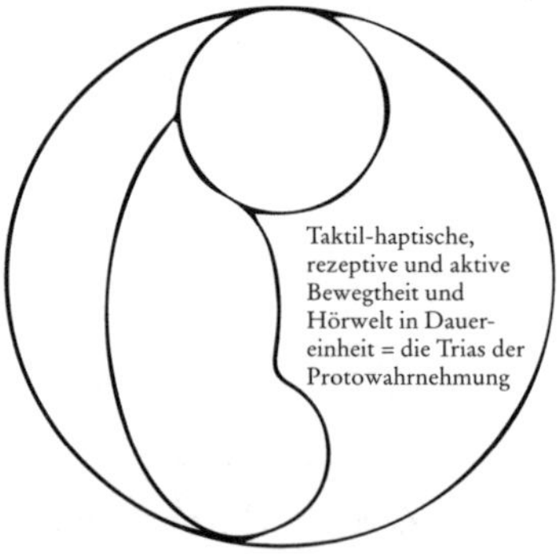

Dieses Kapitel ist überschrieben „Der Mutterleib als *basaler ganzheitlicher* Klangraum“. Wenn wir umdrehen würden: „Der Mutterleib als *ganzheitlicher basaler Klangraum*“ wird nicht so deutlich, welches das Phänomen pränatalen und späteren Klang- und Musikerlebens wird: Denn jetzt pränatal wie lebenslang können wir Töne, Klänge, Geräusche nicht hören, ohne dass nicht zeitgleich die basalen Erfahrungsebenen von damals mitschwingen (taktil-haptische Berührung, Bewegung).

Was wird nun im uterinen Klangraum zeitgleich mit basalem Berührungs- und Bewegungserleben gehört, was wird „angeboten“? Dies zeigt das folgende Kapitel.

Der Mensch spielt nur, wo er in voller Bedeutung
des Wortes Mensch ist, und er ist nur da ganz Mensch, wo er spielt.

Friedrich von Schiller

3. Vom ersten und weiteren Spielräumen des Menschen

Übung für die Leserin:

Wandern Sie mit Zeige- und Mittelfinger „als den Beinen" einer weltberühmten Maus mit der einen Hand von der anderen Hand aus den Unterarm entlang, über das Ellenbogengelenk, den Oberarm, weiter am Hals aufwärts bis zum Ohr. An dessen Läppchen ziehen Sie, Sie „klingeln" am Ohr als Eingangstür zu dem Menschen.

Erinnern Sie sich an dies Spiel, das sogar schon ein fortgeschrittenes Spiel der Kleinkindheit gewesen war? Wenn nein, dann vielleicht, wenn Sie die kleine Wanderung von der Handfläche bis zum Ohrläppchen (s. o.) wiederholen und dabei die Worte laut lesen:

„Kommt eine Maus die Treppe rauf,

macht Klingelingeling –

ist die/der (nennen Sie sich Ihren Vornamen) zuhaus?"

*Wenn Sie eine spielfreudige, experimentierfreudige und Kinder***spiel** *ernstnehmende Kollegin neben sich haben – dann spielen Sie das Maus-Spiel einmal wechselseitig.*

Ich habe dieses Spiel während mancher Vorlesungen und Seminare über Säuglingsforschung und therapeutisches Arbeiten in Altenheimen und Geriatrien mit dem Publikum gespielt. In den Bank- und Stuhlreihen bildeten sich dann Zweiergruppen, Mutter und Kind und Vater und Kind-Konstellationen, die im Rollenspiel und Rollenwechsel dieses Kleinkind-Spiel spielten. Ich habe in keiner dieser Vorlesungen und Vorträge, ob in Japan, China, Russland, USA u. a. Ländern, am Schluss des kleinen, offenbar ethnienübergreifenden Spielprozesses etwas anderes erlebt als Heiterkeit, Gelöstheit, nicht Gelächter, sondern Lachen, Kichern, Gnickern…

Regression (lat. regredi = zurückgehen), Rückentwicklung und Rückempfindung im supportiven Sinne mitten in einer akademischen Veranstaltung ist das dann – und erinnert an diese frühen Spielräume, die für das weitere Leben eine entscheidende Bedeutung in sich bergen.

„Intermediärer Spielraum" heißt dieser erste Raum zwischen dem geborenen Kind und Mutter, Vater und anderer Bezugsperson und der scheinbar komplizierte Begriff erklärt sich selbst ganz gut: Inter (lat. = zwischen) meint den Raum zwischen Kind und Erwachsenem und in diesem Raum entwickeln sich Inter-Aktionen, die alle aus Aktion und Reaktion in diesem Inter-aktionsraum bestehen. Aktion und Reaktion worauf?

Wir können in diesen Raum zwischen uns und dem Kind als Gegenüber Mediäres tun, Medien einbringen, die dann die Funktion der Schaffung eines Übergangs zum Gegenüber einnehmen, weswegen sie Übergangsobjekte heißen. Sie symbolisieren später in Abwesenheit der Mutter für das Kind diese Mutter aus der Erfahrung im intermediären Raum heraus.

Übergangsobjekte sind Materialien: Puppe, Knutschtuch, Babyspielzeuge, Bilder, Plüschtiere, Geräuschinstrumente.

Dann gibt es unter den Medien im mediären Raum der Interaktion Immaterielles wie Berührung, Bewegung und eben Musik: Töne, Lallgesänge in frei improvisierten Melodien, Summ-(mmh-)Dialoge oder Rollenspiele (wie „Gack-gack-gack-gack“) und Worte und Sätze unserer Sprache gesprochen, gesungen – immer jedoch in ihrer Prosodie aus den Bauelementen der Musik gespeist. Immaterielles im intermediären Spielraum nennen wir dann analog zu den materiellen Übergangsobjekten: Übergangsphänomene.

An die Erfahrungen des Säuglings im intermediären Raum koppeln alle späteren Erfahrungen mit Kunst und Kultur an.

Bauen wir jetzt die Brücke zu unserem Gestalten der Begegnung mit behinderten älteren Kindern, mit schwermehrfachbehinderten Menschen, mit Menschen im Fieber, im Zustand des Erwachens als Zwischenwelt zwischen Schlafen und Wachsein im Wachraum nach einer OP oder als Zwischenwelt, in der Menschen mit erworbenen Hirnverletzungen oder in progredierenden Stadien der Demenz leben und empfinden.

In diesen Begegnungsgestaltungen wird der intermediäre Spielraum und auch das kleinste Hin und Her zwischen Aktion und Reaktion sowie der Synchronisation von Beidem eminent wichtig für die Vitalität unseres Gegenübers.

Z. B. gemeinsames Summen von Formeln oder Fragmenten vertrauter Melodien oder das Paarspiel mit den Fingern auf einem Trommelfell oder unsere am Ohrläppchen klingelnde Maus sind Ereignisse und immer wichtig für die Vitalisierung auf basaler und geistiger Ebene, die uns bis zum Ziel dieses Lebens auch dann füllen dürfte, wenn unsere Umgebung uns als eingekernt und nicht kommunikativ empfindet.

Was bei dem Hin und Her auf beiden Seiten geschieht, füllt die Beziehung zwischen Patient, Klient und therapeutischer Begleitung unabhängig davon, ob dieses Hin und Her sich im Mikroraum der Begegnung (etwa bei progredient dementen oder komatösen Gegenübern) ereignet oder in einem von deutlicher Begegnungsfreude gefüllten Makroraum des Spielens.

Im intermediären Spielraum können wir alle die Medien antreffen bzw. in den intermediären Raum einbringen, welche Reize an unsere Sensorien senden. Sie sind alle auch als basale Stimuli zu verstehen – und meistens sind akustisch-musikalische Reize, die erst durch die Bewegungen der Feinmotorik oder unserer Stimmapparatur klingen können, verbunden mit Berührung, mit taktil-haptischer Kommunikation.

Womit wir die Verwandtschaft ersten Grades zum vorgeburtlichen Erleben in unserer Protowahrnehmung be-greifen können.

In den Ausbildungen zu sozialen Berufen, in denen Basale Stimulation als ein zentraler Baustein der helfenden Begegnung bei pflegedürftigen Menschen unterrichtet wird, habe ich wahre Künstlerinnen kennenlernen dürfen. Die einen der Körperpflege dienenden, eigentlich „ein-fachen“ Waschprozess zu einem intermediären Spielraum umzuwandeln imstande waren: durch die Koppelung des Spiels der Stimme (Singen von Liedern, die der Klientin vertraut waren, Summen, Reimversen usw.) mit den freien rhythmischen Bewegungs- und Berührungsabläufen auf der Haut der Klientin (s. Fallszene aus der Praxis im Kap. „Klang und Melodie“, S. 42).

Das nächste Kapitel setzt die einzelnen Bauelemente jeder Musik in Beziehung zu den Spielräumen, die den ersten intermediären Spielräumen nachfolgen. Diese könnten genau genommen – auch wenn sie außerhalb der Kindheit geschaffen werden – weiter „intermediäre Spielräume“ genannt werden, weil wir in jedem Spiel mit Kindern oder als Erwachsene untereinander, ob wir Karten spielen oder tanzen oder singen, in den Raum zwischen uns (zwischen = lat. inter) und unseren Körpern Medien wirken lassen:

- das Medium Musik beim gemeinsamen Hören oder Spielen oder Singen,
- das Medium Bild beim gemeinsamen Malen oder gemeinsamen Anschauen von Postkarten oder Kunstbüchern,
- das Medium Bewegung beim Sitztanz oder Tanzen,
- das Medium Berührung empfangend (taktil) oder gebend (haptisch) bei Spielen der Kindheit wie „Kommt eine Maus die Treppe hinauf…“
- Medien wie Ton zum Töpfern oder gestalten von Skulpturen, Lego-Baukästen u. a.

4. Das Spielen mit den Bauelementen der Musik und deren Bezug zur Persönlichkeit des Menschen

Information für die, die dies Kapitel vertiefen wollen:

Der Musikwissenschaftler und Musikpädagoge Klaus Finkel erarbeitete mit dem Autor dieser Schrift den Zusammenhang zwischen den Bauelementen der Musik: Rhythmus, Dynamik, Klang, Melodie – und diese immer in einer musikalischen Form – zur Persönlichkeit des Menschen, zu seiner Kraft der Hingabe und Nähe, seiner Kraft zur Abgrenzung und Selbständigkeit, seiner Kraft zur Veränderung, seiner Kraft zur Ordnung, zu Strukturierung.

In seiner Lehre von den Komponenten der Musik verweist der Schweizer Musiktherapeut Fritz Hegi ebenfalls auf diese Zusammenhänge, die hier im kurzen Überblick geschildert werden:

- Rhythmus: Die Art, wie ein Mensch mit Rhythmus umgeht, ihn gestaltet im Singen oder Spielen oder bevorzugt oder ablehnt beim Hören, hat immer einen Zusammenhang mit der Art, wie der Mensch sein Leben strukturiert, sein Handeln im Hier und Jetzt, im Tagesablauf, in der Woche, in Beruf, in Freizeit…
- Dynamik: Dieser Zusammenhang gilt ebenso für den Baustein Dynamik (dynamos = griech. = Kraft). Wie der Mensch mit musikalischer Kraft hörend oder gestaltend umgeht, zeigt immer einen Zusammenhang mit seiner Durchsetzungskraft im Leben, in dem wir mal kraftlos, mal kraftvoll, mal überschießend vor Kraft sind.
- Klang: Dieser Zusammenhang gilt für den Umgang mit Klang im Sinne zeitgleichen Tönens, das zu Akkorden oder ineinander fließenden Klängen wird. Da ist der Zusammenhang des Menschen in seinem Umgang mit Nähe – oder Distanz – zu beachten. „Die Suppe der Symbiose“ oder der „einsame strahlende Ton“ sagen immer etwas über die jeweilige Bedürftigkeit nach Nähe oder Distanz aus.
- Melodie: Der Umgang mit Melodie(n) beim Hören oder Singen/Spielen sagt immer etwas über die Identität des Hörenden oder Spielenden aus. Denn was die Identität des Individuums ist, wie wir unsere eigene Identität sehen und definieren, ist die Melodie in einem musikalischen Stück: Ohne sie können wir das Stück, das Lied, den Song, den sinfonischen Satz nicht erkennen.

Im Kapitel zum Thema Literatur finden Sie längere Ausführungen zu diesem zentral wichtigen Zusammenhang zwischen Mensch und Musik. In dem Buch von Fritz Hegi „Übergänge – die Wirkungskomponenten der Musiktherapie“ und in einem vom Autor dieser Schrift „Aus der Seele gespielt“ (darin: Von den Kräften, die in jedem von uns wirken…)

5. Wovon und womit wir leben: Affekte – und unser Umgang damit

Erinnern Sie sich an das Kinderspiel mit der Maus, die das Ohr besucht? Die zwei am Spiel Beteiligten kommen in eine zeitgleiche Dynamik von Bewegung und Stimme, Mimik sowie einem meist lustvollen Höhepunkt.

Erinnern Sie sich an das emotionale Mitgehen, das Juchzen von Kindern und das Vergnügen spiellustiger hochbetagter Menschen, wenn wir mit ihnen ein Lied singen, das „Höhepunkte", Pointen besitzt wie z. B. „Ein Mann, der sich Kolumbus nannt" mit seinen Handlungspointen („Entdecke mir Amerika") und dem Refrain „Gloria Viktoria, Widewidewitt juchheirassa" oder „Ein Hase saß im tiefen Tal, singinghollypollydoodlealltheday" und dem Refrain „Farewell, farewell…"?

Untersuchen wir mit dem amerikanischen Psychiater und Neurologen (und Vater!) Daniel Stern, dem Stern (Star) am Himmel der gegenwärtigen Entwicklungspsychologie, welche Bedeutung dieses gemeinsame Erleben von der Spielentwicklung und seinem Höhepunkt für das gesamte Ausdrucksvermögen des Menschen lebenslang hat und welche basalen Stimulationen nicht nur von der taktil-haptischen Berührungserfahrung ausgehen, sondern ebenso von Gestik, Mimik – und den Tönen der gesungenen oder gespielten Musik, mit denen wir längst vor dem Spracherwerb spielten.

Zwei Begriffe aus der Sprachwelt der Entwicklungspsychologie nach Daniel Stern sind für unsere Arbeit an dieser Stelle wichtig: Affektabstimmung und Interaffektivität.

Affektabstimmung – wie sie gelingt und misslingt

Affektabstimmung zielt auf die „Stimmung" zwischen Menschen ab.

Das alltäglichste Beispiel für gelingende oder misslingende Affektabstimmung kann schon unser Handschlag sein, mit dem wir uns begrüßen oder uns verabschieden. Dieses Begrüßungsritual ereignet sich meist mit nur wenig Bewusstheit, wird mehr gesteuert von unserem Unbewussten: Bei Freunden gleiten die Hände problemlos ineinander, drücken sich mit ähnlicher Dynamik, Kraftinvestition auf beiden Seiten, die Sympathie bestätigend und lösen sich wieder. Beim Abschied gibt es noch einen Wink hinterher. Alles zeitgleich.

Gelingende Affektabstimmung zeigt sich immer auch äußerlich – als Folge der inneren guten, aufeinander bezogenen Stimmung.

Bei Menschen mit Beziehungsstörungen klappt der Handschlag keineswegs so unproblematisch. Da gibt es das haarscharf aneinander Vorbeifassen der Hände, so dass alles wiederholt werden muss. Oder es gibt diese nur lasche Berührung, die schnell wieder aufgelöst wird. Oder diese nur halb gereichte Hand, die sich gleich entzieht.

Misslingende Affektabstimmung zeigt sich auch immer äußerlich – als Folge der inneren Beziehungsschwäche oder -störung. (Und natürlich können wir schlicht auch müde, erschöpft sein, also nicht mehr die nötige Wahrnehmungskraft aufbringen und so eine Affektabstimmung unsorgfältig gestalten, nicht abgestimmt, nicht abstimmungsfähig – obwohl unsere Beziehung zum Klienten ansonsten eine gute, freundliche, gar herzliche ist…).

Was wir hier am Beispiel Händedruck andenken, zeigt sich bei einer Umarmung noch deutlicher. Da gibt es gelingende Umarmungen, obwohl die „Schienung", das „Einrasten" unserer einzelnen Extremitäten wie die Arme, der Kopf, nun wirklich nicht einfach ist. Und es gibt Umarmungen, bei denen nachgegriffen werden muss, bei denen die Brille verrutscht…

Misslingende Affektabstimmungen basieren auf Erschöpfung oder Desinteresse am anderen oder mangelnder Empathie. Gelingende Affektabstimmungen basieren auf der Neugier auf und der Freude an der Begegnung mit dem anderen.

Schauen wir auf die ersten Stimmungen zwischen Säugling, Kleinstkind und der Mutter, weil wir das Wissen um diese frühe Zeit der Affektentwicklung und Vitalität als wichtigstes Wissen für das Begleiten von Menschen benötigen,

- die mit Demenz und Alzheimer,
- mit einer geistigen oder mehrfachen Behinderung,
- einer erworbenen Hirnverletzung,
- in Wachkoma oder Koma,
- auf der Pflegestation oder
- auf der Palliativstation und im Hospiz

leben und denen wir durch unsere therapeutische Begleitung diejenigen Gefühlsqualitäten und Vitalitäten ermöglichen wollen, die ihre Lebensqualität erweitern.

Musik wird dabei ein machtvolles Medium sein. Musik ist bereits das begleitende Summen oder der gesungene Name zu unseren Gesten bei der Begrüßung, beim Abschied – und dem Geschehen dazwischen.

Generell: In der „Affektabstimmung" zwischen den Beiden spiegelt die Mutter den von ihr wahrgenommenen Gefühlszustand des Kindes und dieses spiegelt zurück.

Die frühesten Affektabstimmungen geschehen beim Stillen, beim Waschen und Windeln wechseln zwischen Säugling und Elternteil. „Altgewordene" Spiegelungen werden die sein, die wir im Singen und Spiel, im Sitztanz oder Bewegungsspiel im Altenheim erleben oder auch beim Vorlesen von Geschichten oder Gedichten. Dann spiegelt sich das Geschehen in Gesichtern und Körpersprache bei Zuhörern wie Akteuren.

Positive Stimmungen werden ebenso gespiegelt wie Langeweile, Abwehr, Widerstand…

Weinendes Kind: Die Spiegelung wäre „Ooooh, da ist was Schliiiiimmes passiert, ooohjeooohje“.

Lachendes Kind: Die Spiegelung wäre „Jaaahahajaaahaha – da sind wir wieder, da sind wir wieder“.

In beiden Spiegelungen mischt sich die „Musik der Stimme“ mit der Mimik und der Gestik.

Am häufigsten erleben Säuglinge die Affektabstimmung auf der Intensitätsebene, d. h. durch die Kraft, die Dynamik, die in die Spiegelung durch die Mutter investiert wird. Stimmt die Intensität in einer mütterlichen Aktivität nicht mit der des Kindes überein – dann bricht das Kind ab.

Ein Beispiel für misslungene Affektabstimmung:

Ein Säugling gerät in freudige Erregung, wenn die Mutter sich nähert. Er strampelt, juchzt, lächelt. Die Mutter ist gedanklich aber gerade woanders. Vielleicht denkt sie an die Durchsicht der Klassenarbeitshefte oder an die Einkäufe, die sie noch vor sich hat, oder es hat Streit gegeben oder rote Zahlen auf dem Kontoauszug. Stimmt die Mutter auf der Affektebene nicht überein, stimmt also nicht so ab, wie der Säugling gestimmt ist – dann unterbricht das Kind seine Abstimmung.

Teile dieser Sensibilität für das Anderssein des anderen verlieren wir mit der Kindheit. Diese Sensibilität der Abstimmung aufeinander ist hingegen wieder zwischen sehr alten und sehr jungen Menschen, also Kindern, beobachtbar.

In der Musik ist sie ständig erlebbar. Als Erwachsene hören oder spielen wir Musik wohl auch, um uns an diese verlorengegangene frühe Kunst zu erinnern, sie wiederzubeleben und unsere Insuffizienzen als Erwachsene im Blick auf diese frühen Sensibilitäten auszugleichen.

Ein weiteres Beispiel für misslungene Affektabstimmung:

Als die zweite Tochter eines befreundeten Kollegen in Hamburg anderthalb Jahre alt war, hatte ich endlich Zeit, zu ihrer Geburt zu gratulieren. Ich versuchte dabei das Unsinnigste, was Zeitnot herbringt: Nämlich all das Versäumte der vergangenen Zeit in der kurzen Gegenwart des Besuches nachzuholen. Ich klingelte und als mir der Vater aufmachte und ich die besagte Tochter hinter ihm auf dem Boden krabbeln sah, ließ ich mich noch in der Eingangstür auf alle Viere nieder, kroch auf das Kind zu und gurrte und schnalzte mit seinen soeben noch gehörten Lauten. Ich hatte alles Versäumte in eine ganz offenbar bedrohlich-bedrängende Intensität gepackt – und das Gegenteil von „Abstimmung der Affekte“ erreicht.

Das Kind hatte sehr wohl die Künstlichkeit, die schuldgefühlsgesteuerte Annäherung verstanden. Jedenfalls machte sie auf allen ihren Vieren eine Standumdrehung und krabbelte im Eiltempo in die andere Richtung, schreiend ihren Protest gegen meine Art der Abstimmung der Affekte verkündend.

Ein Beispiel für geglückte Affektabstimmung:

Ein positives Beispiel für Affektabstimmung zeigt, wie eine Mutter ihrer Tochter – ohne Sprache – zu verstehen geben kann, dass sie sie versteht:

Ein achtzehn Monate altes Mädchen liegt auf der Kinderstation zusammen mit der Mutter im „Rooming in". Dort hat die Mutter viel Zeit für ihr Kind. Sie sieht, wie sich das Kind mit dem Oberkörper aus dem Bett hebt, den Körper anspannt und nach der Spieluhr auf dem Nachttisch greift – und begleitet die letzten Anspannungen des Kindes (das sich bewegen soll) mit anspornenden Lauten „Jouuujouuu – jaaa …". Als das Kind die Spieluhr ergriffen hat, damit ins Bett zurücksinkt, dann das Spielwerk startet und gleichzeitig zu dem beginnenden Lied auf die Bettdecke klopft, beginnt die Mutter neben dem Bett zu tanzen. „Ein Vogel wollte Hochzeit machen…".

Bei den Höhepunkten der einzelnen Strophen („Der Seidenschwanz – bringt der Braut den Hochzeitskranz" oder „Die Lerche – führt die Braut zur Kerche" oder „Die Gänse und die Anten – das war'n die Musikanten") spielt die Mutter kleine Szenen und die Tochter jauchzt bei den Höhepunkten mit.

Bei der Strophe „Brautmutter war die Eule – nimmt Abschied mit Geheule" mimt die Mutter das Heulen und die Tochter verzieht kummervoll das Gesicht – um beim Schluss („Nun ist die Vogelhochzeit aus – und alle gehen vergnügt nach Haus") ebenso schnell vom Kummer zum Fröhlichen zu wechseln.

Spiegeln geschieht nie einseitig. Natürlich spiegelt auch das Kind die Mutter und im Spiel verschwimmt die Grenze zwischen Aktion und Reaktion zugunsten der Inter-Aktion, der Aktivität zwischen den Spielern.

Dieses Hin und Her dient der Abstimmung der Affekte zwischen Mutter und Kind oder den Kindern und ihrer Erzieherin im Kindergarten, also in einer Gruppe.

Der Bewegungsablauf des Kindes hin zur Spieluhr entspricht dabei der stimmlichen Äußerung der Mutter – und umgekehrt. Später entspricht der Tanz der Mutter dem rhythmischen Klopfen des Kindes auf der Bettdecke. Zeitgleichheit des Verstehens. Die stimmliche Begleitmusik der Mutter zur Bewegung des Kindes nach der Uhr zeigt dem Kind Nähe und das Verstehen seiner Bewegungen. Das Kind wiederum zeigt mimisch und mit dem „Strahle-Blick", dass es sich verstanden fühlt auf seinem erwartungsfrohen Weg zur Spieluhr. Zeitgleichheit in der Zeit. Als die Spieluhr dann spielt, tanzt die Mutter und das Kind begleitet diesen Tanz mit allen Zeichen des Einvernehmens, der Teilung derselben Affekte: Zeitgleichheit des Verstehens.

Die vollständige Einfühlung und Verbundenheit miteinander, die die Vitalitätsaffekte und die Affektabstimmung zwischen Mutter und Kind wie später zwischen allen „Nachfolgepartnern" bewirken können, ist wahrscheinlich die große Sehnsucht von uns Menschen. Sich ganz verstanden zu fühlen und dies weit vor dem Sprechen und über alles Sprechen hinaus zu erleben – danach sehnt sich der Mensch ein Leben lang. Er wird dies umsomehr tun, je häufiger er als Säugling diese Erfahrung machen durfte. Auch wer dies kaum oder gestört erlebt hat, wird sich se Erfahrung machen durfte. Auch wer dies kaum oder gestört erlebt hat, wird sich ein Leben lang danach sehnen. Mit musikalischem Ausdruckserleben (Musizieren, Improvisieren) oder musikalischem Eindruckserleben (Hören „meiner" Lieblingsmusik) lässt sich diese Erfahrung wiederholen. Affektabstimmung ist, wenn sie gelingt, eine Kostbarkeit unter Menschen, die sich mit-teilen können, die ihre Affekte, ihre Gefühlswelt einander mitzuteilen imstande sind.

Beispiele für gelingende Affektabstimmungen aus unseren Praxisfeldern finden Sie auf S. 76/77 (Szene aus einem Altenheim), S. 85 (Szene aus einer Wachkoma-Station), S. 90 (Szene aus einer Palliativstation).

6. Interaffektivität – wie wir dasselbe Gefühl teilen und mitteilen

Dort, wo die Abstimmung der Affekte zwischen zwei Menschen oder mehreren gelingt, sprechen wir von Interaffektivität (lat. inter = zwischen, dazwischen).

Inter-Affektivität bedeutet, dass der Affekt jetzt zwischen den Beteiligten wirkt und zwar auf gleiche Weise: Wir lachen plötzlich zusammen los. Oder wir verstummen im gemeinsamen Streit. Oder in gemeinsamer Trauer.

Interaffektivität geschieht immer zeitgleich. Affektabstimmung geschieht anfangs nacheinander. Ich, dann du, ich, dann du.

Die Abstimmung aufeinander beginnt langsam und wird immer schneller, so schnell, dass nicht mehr unterschieden werden kann, wer agiert, wer reagiert – das mündet in den gemeinsam erlebten Affekt. Er wird geteilt, der Affekt und zwar immer zeitgleich. Ein solches komplexe zeitgleiche Miteinander beschreibt dieser eine Begriff: Interaffektivität.

Nehmen wir eine oft gedrehte Filmszene, eine häufig ersehnte, manchmal auch in der Realität geschehende romantische Szene: Zwei Menschen laufen aufeinander zu, die sich nach längerer Zeit der Trennung wiedersehen. Sie begrüßen sich „stürmisch“, d. h. sie fallen sich in die Arme, rufen irgendetwas in die Ohren des anderen, was die Begeisterung ausdrückt, den Namen, Kurzsätze – und keiner hört den anderen, weil sie sich zeitgleich die Freude in die Ohren brüllen. Oder flüstern, wispern.

Was immer: Menschen, die ein und denselben Affekt teilen, tun dies synchron, zeitgleich. Synchronisation ist im kleinen Spiel des intermediären Spielraums zwischen Mutter und Kind und später im Mikrokosmos unserer Interaktion mit unseren erwachsenen Patienten im Bett, im Rollstuhl das Phänomen, welches beiden eine Spitze, einen Höhepunkt der Gemeinsamkeit ermöglicht.

Das betrifft natürlich auch gelingenden Streit, gelingenden Krach – auch da treffen wir uns zeitgleich und handeln zeitgleich. Nein! Doch! Nein! Doch! In den Höhepunkten des Streits sind wir Menschen auch zeitgleich handelnd und hören dem anderen vor lauter Ausdruck unserer Affekte kaum zu.

Interaffektivität, das erfüllende Erleben ein und desselben Gefühls, geschieht im Kleinen, Leisen, Feinen ebenso wie im Großen, Lauten, im stürmischen Temperamentsausbruch. Anfänglich schüchtern Verliebte nehmen die Worte, den Ausdruck ihrer Empfindungen (oder zeitfüllender Konversation) immer mehr zurück, je mehr sie sich einander nähern, immer näher kommen. Bei den ersten scheuen Berührungen der Finger und Hände taktil-haptischer Art, da schwinden die hörbaren Laute und Worte gänzlich. Und Menschen teilen sich mit dem Medium mit, mit dem sie im Uterus erste Erfahrungen von Nähe machten: der Haut.

Zusammenfassung Affektabstimmung und Interaffektivität

Die frühen Spiele zwischen Mutter und Kind sind Basisbausteine des Spielens mit Musik, Bewegung und Sprache. Sie sind die Fortsetzung der Erfahrungen im Mutterleib.

Die ständig zeitgleichen Eindrücke von taktil-haptischen, bewegungsmäßigen und hörbaren Reizen im Mutterleib werden gespeichert in dem ältesten und verlässlichsten Gedächtnis: dem Körpergedächtnis der Vitalitätsaffekte. Die ganze Breite der Vitalitätsaffekte lässt sich musikalisch beschreiben, was Daniel Stern erst im Umgang mit Musiktherapeuten auffiel: Zunehmendes, Abnehmendes (Crescendo, Decrescendo), Beschleunigendes, Verlangsamendes (Accellerando, Ritardando), Plötzliches, Verbindendes (Staccato, Legato), Schlagartiges (Sforzato), Gehaltenes (Fermate) usw.

Allein schon die basalen Empfindungen des Säuglings beim zunehmend hungrig (leerer) Werden bzw. dem abnehmenden Hunger durch zunehmende Nahrungsaufnahme an der Mutterbrust oder Flasche (voller werden) sind ein Prozess, der mit musikalischen Begriffen am besten beschrieben werden kann.

Die Beschreibung von allen frühen wie späteren Spielprozessen benutzt dieselben Begriffe und diese Spielprozesse regen immer multisensorisch an.

Auf das Kind (und später in den Therapien älterer und alter Menschen) wirkt das Spiel in der Weise, wie die Mutter (die Therapeutin) sich emotional einbringt. Das Erleben des Spiels, die Entwicklung von Erregung und Abregung, von Höhepunkt und Abschwächen wird durch die Mutter (später Therapeutin) reguliert.

> „Die Zyklen von Erwartung und Freude werden gemeinsam erlebt, wobei diese Inter-Affektivität Beziehung schafft“ (Daniel Stern).

Spielvarianten ermöglichen dem Säugling und Kleinstkind wie dem „Spieler in einer Therapie“, das eigene Selbst vom Gegenüber zunehmend oder wieder unterscheiden zu können.

Die Wiederholung im Spiel verstärkt das Wahrnehmungs- und Affektgedächtnis des Kindes und dieses Gedächtnis bleibt als reaktivierbare Ressource lebenslang dort, wo die Affekte scheinbar verschwunden sind.

Musikalische Spielformate, die zuerst im Leben und dann lebenslang buchstäblich den hilfsbedürftigen Menschen halten, sind: Schaukellieder, Schlaf- und Wecklieder, Kniereiter-Lieder, Finger-, Hand- und Klatschspiele, Abzählreime und Spaßlieder.

Die Welten der Maus, die zu Besuch kommt und am Ohr klingelt, wecken Affektbereiche in scheinbar „lebenden Leichnamen“, die wir noch später beim Kennenlernen der Gedankenwelt des Psychiaters und Psychotherapeuten Viktor E. Frankl als sehr lebendig werdend kennenlernen.

> „Indem wir uns mit Hilfe der Vitalitätsaffekte aneinander orientieren und aufeinander abstimmen, können wir mit einem anderen Menschen zusammen sein, das heißt eine Basis entwickeln, auf der wir innerliche Erfahrungen nahezu kontinuierlich miteinander teilen. Auf diese Weise entsteht das Gefühl von Verbundenheit …, das uns wie eine ununterbrochene Linie erscheint …“ (Daniel Stern).

7. Beziehungsentwicklung beim Umgang mit Musikinstrumenten und allem, was sonst klingen kann

Zum kindlichen Erleben beim Umgang mit ersten und weiteren elementaren Musikinstrumenten hat die Berliner Musiktherapeutin Karin Schumacher ein Phasenmodell entwickelt, das – beeinflusst von Daniel Stern – nicht nur für Therapeuten, sondern auch für Eltern eine sehr gute Beobachtungshilfe darstellen kann. Es zeigt, wie ein Kind sich entwickelt und diese Entwicklung sehr klar im Umgang mit Klangwerkzeugen zeigt bzw. wie es diese Entwicklung im Vergleich zu anderen Kindern verzögert zeigt. Schumacher benennt sieben mögliche Phasen einer Kontaktentwicklung.

0. Kontaktlosigkeit
   Das Kind erkennt die Funktion des Instrumentes (z. B. einer Rassel) noch nicht als „Spielzeug“.

1. Kontakt-Reaktion
   Das Kind zeigt erste kurze Reaktionen auf das Instrument, wenn dieses angespielt wird. Es zeigt jedoch noch nicht, dass es auf den Appell, den Aufforderungscharakter reagiert.

2. Funktional-sensorischer Kontakt
   Das Instrument wird angefasst, beleckt, betastet – ohne dass es klingt. Hier wird das Instrument erst „be-griffen“. Ab hier sind auch mindestens zwei Sinnesqualitäten des Kindes beobachtbar („tasten-schmecken-sehen-riechen“).

3. Kontakt zu sich (Selbsterleben)
   Die Bewegung, die das Kind mit dem Instrument macht, wird für das Kind hörbar. Das Kind erkennt die „Urheberschaft“ des Klanges. Die sensorische Qualität „hören-empfinden-sehen“ ist jetzt wichtig. Durch Wiederholung zeigt das Kind seine Neugier an der „Exploration“, der Erforschung des Klangwerkzeugs.

4. Kontakt zu anderen
   In diesem „Ich-und-Du-Erleben“ mit Hilfe des Instruments wird „Beziehung“ zum ersten Mal musikalisch erfahrbar: Es ist die Beziehung zu sich selbst (Ich mit mir); sie wird dadurch den anderen bestätigt. „Soziale Rückversicherung“ nennt Schumacher das Erleben, das auch in den mit Stimmen erlebbaren frühen Lauten zwischen Säugling und Bezugsperson hörbar ist. Die koordinierten Sinnesqualitäten sind nun „hören-sehen-spüren“.

5. Beziehung zum anderen
   In diesem Erleben zeigt sich die Beziehung zu sich selbst (Ich mit mir) fähig zur Beziehung zum anderen (Ich mit dir): Frage-Antwort, „call-response“.

Das Hörbare dient dem aktiven Dialog mit dem anderen, jeder bringt eigenes ein und nimmt auf, was vom anderen kommt.

6. Begegnung
   Das gemeinsame Erleben ist weiter gereift zum „Wir-Gefühl". Hier sieht Schumacher den gemeinsamen Affekt, das geteilte Gefühl im Spiel oder Singsang. Deutlich hörbar wird dies durch die Gemeinsamkeit, mit der dynamische Veränderungen gemeinsam gestaltet werden können. Der Begriff bei Daniel Stern hierfür ist „Affektabstimmung".

Die bisherige Stufung beschreibt, was wir beim Säugling beobachten können. Schumacher beschreibt die „Sicht des Kindes" auf die bisher genannten Stufen folgendermaßen:

0. Ich ohne mich.
1. Ich bemerke etwas.
2. Ich nutze Personen, Instrumente für meine Bedürfnisse und „betaste, schmecke Musik".
3. Ich höre mich.
4. Ich höre mich und will wissen, ob mein Gegenüber dies auch so erlebt.
5. Ich höre mich und dich.
6. Ich höre uns.

Schumachers Stufung soll an dieser Stelle als hilfreiche Beobachtungsmöglichkeit und Erlebensmöglichkeit für Eltern und andere Bezugspersonen gesehen werden. Jedes Kind wird seine eigenen Zeiten für das Durchleben dieser Phasen brauchen und zeigen. Für den ungefähren Zeitrahmen, der auf eine „gesunde" Entwicklung hindeuten kann, mag der Zeitrahmen von Daniel Stern gelten (vgl. „Selbstempfinden und Bezogenheit"). Vorrangig ist Schumachers Hilfestellung in diesem Buch als eine Differenzierungshilfe für Eltern gedacht, um erkennen zu können, wie reich die Unterschiede im Bedeutungswandel des Spiels mit Klangwerkzeugen und der Stimme sein können.

8. Baustein: Rhythmus

Kleine Übung für die Leserin:

Nehmen Sie eine bequeme Haltung ein – wie etwa in einem Konzert oder Hörsaal, als wenn Sie jemandem gleich applaudieren wollen.

Klatschen Sie einmal betont und einmal unbetont, einmal lauter, dann etwas leiser in die Hände und das einige Male, also in einem Rhythmus. So, wie Sie normalerweise eben klatschen...

Natürlich nicht exakt so, aber ähnlich nehmen wir vor unserer Geburt den mütterlichen Herzschlag auf (von Wahr-nehmen sprechen wir erst später): Eine stärkere Betonung, eine geringere Betonung – das ist die Grundfigur des mütterlichen Herzschlages, die wir nicht zufällig in der erfolgreichsten Musik aller Zeiten wiederfinden: im Beat der Pop-Musik.

Der mütterliche Herzschlag. 26–28 Millionen Male prägt uns dieser frühe Rhythmus mit einem betonteren und einem unbetonteren Akzent. Natürlich begleitet von den anderen Bausteinen, aus denen jedes Hörphänomen besteht: Dynamik, Klang, Melos, Form.

Rhythmus gibt die Sicherheit, Wiederkehr zu spüren, ist Sicherheit für Dauerhaftigkeit, für Wiederholung, für Weitergehen mit vertrautem Hörgepäck.

Rhythmus bestimmt jedoch auch unser ganzes weiteres außermusikalisches Leben, beginnend mit unserem Atemrhythmus, der sich ändert mit jeder Veränderung im Tages- oder Nachtablauf, im Schlafen und Wachen, im Essen und Trinken, im Wechsel der Lebensjahre und im Wechseln von Wohn- und Lebensräumen.

Rhythm is all is really all.

Im Rhythmus erleben wir Freizeit und Arbeit, Alleinsein und Zusammensein. Menschen entwickeln und suchen gesunderweise in allen diesen Bereichen den Rhythmus, der ihnen gut tut.

In den mikrohaften Welten der Berührung und des Berührtwerdens hat der Rhythmus auch größte Bedeutung und für jeden Menschen individuell. Die Basale Stimulation, wie sie Andreas Fröhlich als Methode entwickelte, dockt an unzähligen Stellen an musikalische, musiktherapeutische Erkenntnisse an.

Fassen wir zusammen, was zum Rhythmus als wichtigstem vorgeburtlichen Höreindruck noch ge„hört“:

Rhythmus ist Gliederung von Zeit, eine Aufteilungshilfe, die dem Bedürfnis des Menschen nach Struktur und darin Ordnungen entgegen kommt.

Rhythmus beinhaltet zwei gegensätzliche Komponenten: einerseits den metrischen Halt (lat. metrum = Maß), analog zu den Fixpunkten im menschlichen Leben (Geburtsdatum, Geschwisterreihe usw.), andererseits die fließende Bewegung, die den schöpferischen Einfall trägt und, auf das menschliche Leben bezogen, des Menschen Freiheit symbolisiert. Die Musik- und Körpertherapeutin Gertrud Katja Loos charakterisiert so Rhythmus als Freiheit im Gesetz der Ordnung.

Das Gleichgewicht innerhalb dieser Polarität zu finden, nennen wir psychische Gesundheit.

Wie ein Mensch später mit Rhythmus umgeht (s. auch die Rhythmen in seinen Lieblingsmusiken und die, die er ablehnt) hat auch immer mit der Art zu tun, wie er sein Leben lebt und wie er seinem Leben Struktur gibt. Harte, treibende, ununterbrochene Rhythmen einerseits – andererseits weiche, variable, gemixte Rhythmen. Wenn wir gesund leben, leben wir beides. Wenn wir gesunde Anteile in unseren Patienten, Klienten und Bewohnern erhalten helfen wollen, bieten wir beide Welten, für die diese Rhythmen stehen.

Ein Kind in der Gebärmutter ist noch von einem Rhythmus umhüllt, um den es sich nicht selbst gestalterisch kümmern muss. Der mütterliche Herzrhythmus ist tönender Schutzraum und gibt Sicherheit. Die meisten Menschen bevorzugen Musik mit klarem Rhythmus – und holen sich damit Erinnerungen an diese früheste, sicherste Zeit ihres Lebens im Mutterleib zurück. Das Übermaß an Techno-Musik, hartem Rock und Metal-Musik, das die jungen Generationen heute gern konsumieren, kann auch darin eine Erklärung finden, dass dieses Unmaß von konstruiertem, synthetischem Rhythmus Ausdruck der tiefen Sehnsucht heutiger Jugendlicher nach mehr Orientierungshilfe und Strukturkräften darstellt. In Hinblick hierauf bedeuten Krankheiten oft die Erkenntnis, mit unguten inneren und äußeren Rhythmen zu leben, die sich ja wechselseitig bedingen. Herzerkrankungen oder Neurosen sind oft Zeitkrankheiten.

Die Brücke vom musikalischen Rhythmus zur körperlichen Berührung als basale Stimulation

Erinnern wir einmal harte, durchgängige, gleichbleibende Rhythmen (Bsp. Rap, Techno) oder die weichen, variablen, manchmal von Arhythmen unterbrochenen Rhythmen, stellen wir sie uns einmal in der körperlichen Berührungsempfindung vor.

Wie möchten wir berührt werden?

Je länger ein Mensch sitzt oder im Rollstuhl lebt oder bettlägerig ist, desto mehr verändert sich sein Muskeltonus und wird empfindlicher gegenüber Berührungen.

Gleichbleibende Akzentsetzungen (Rhythmusimpulse in Verbindung mit dem Druck der Dynamik) in der körperlichen Berührung werden dann immer weniger empfunden, weniger erlebt und wahrgenommen – hingegen eine gestaltete unterschiedliche Rhythmisierung der berührenden Hand umso mehr.

Erinnerung:

Wir geben in unserem Alltag, am Arbeitsplatz oder auf einer Gesellschaft unzählbar oft einem anderen Menschen unsere Hand. In Interaktionsberufen (denken wir an Ärzte, an Therapeuten, Seelsorger, Sozialpädagogen usw.) tun wir das leider oft genug zu oft, so dass die Berührung verkommt und unter die Wahrnehmungsschwelle rutscht.

Oder haben Sie nach einem einzelnen Händeschütteln inmitten einer sich begrüßenden Gruppe eine Erinnerung daran, wie Sie und der andere sich eben die Hand gaben?

Ein Händedruck außerhalb des therapeutischen Denkens und Handelns kann sehr wohl auch in der Wirkung ein basal wirkender Stimulus sein, den wir nur zu wenig bewusst gestalten.

Völlig anders ereignet sich dieses Händegeben, der Händedruck, die Berührung der Hände, wenn wir dies langsamer, entschleunigter tun. Diminuendo, morendo (Verlangsamung der Berührung bis zu deren „Ersterben“) – den Anfang wiederholen und wieder: diminuendo, morendo – und wiederholen, was in der Empfindungswelt dessen, den wir berühren, nie gleich, nie ein-tönig sein wird und dabei erinnern wir uns an die Doppelbedeutung vom musikalischen Ton (als von tonus = Spannung abhängig) und dem Tonus, der Spannung unserer muskulären Systeme.

Denken Sie gerne auch an erste Flirterfahrungen im Kino, wo die gesamte Begegnung sich zunächst auf der Berührungsebene der Hände ab-spielt und oft genug dieselben Dimensionen von Aufregung und Erregung auslöst wie später die „großen Umarmungen“.

Denken Sie auch an anspruchsvolle Massage-Methoden, die die Berührung rhythmisieren und solche sich wiederholenden Berührungsrhythmen berechenbar machen, erwartbar, erinnerbar halten. Beispiele für solche ganzheitlichen Massage-Methoden sind entfernt verwandt mit der Kunst der Basalen Stimulation beim therapeutischen Waschen z. B. in der Alten- und Krankenpflege.

In der professionellen Begegnungsgestaltung in den sozialen Berufen geht es nicht um diese Kinoszenen kleinster Umarmungen der Finger oder großer Umarmungen – es geht um den Transfer, wie wir die Behandlungstrias Berührungsimpulse/Bewegungsimpulse/Auditive Impulse in das Lebendigmachen von Begegnung auch dann einbringen, wenn es um Pflege, um Begleitung beim Spaziergang, um Berührung der Seele geht.

In der Arbeit mit Musiktherapie und Basaler Stimulation gilt es, sich diese Brücke von musikalischem Rhythmus zur körperlichen Berührung immer wieder neu in Erinnerung zu rufen und sich einmal selbst „rhythmisch zu streicheln“: So oder so… um diese Erfahrung dann dem anderen anzubieten.

Ohne das nächste Gestaltungsmerkmal Dynamik, Kraft, geht dies nicht. Denn nur wo Kraft ist, kann sie auch weitergegeben werden.

9. Baustein: Dynamik

Kleine Übung für die Leserin:

Breiten Sie einmal die angewinkelten Arme aus, sodass Ihre Hände weit auseinander stehen – und klatschen Sie einmal aus dieser Entfernung in die Hände. Damit spielen Sie bereits eines unserer Körperinstrumente.

Die Spielaufgabe heißt nun: Merken Sie sich diesen ersten weiten Abstand und klatschen Sie aus diesem Abstand heraus in die Hände – langsam schneller werdend, immer schneller, *bis Sie an die Grenze kommen.*

Sie haben es gehört: Anders als beim Klatschen in Erinnerung an den mütterlichen Herzschlag (s. Übung im vorigen Abschnitt RHYTHMUS) haben Sie den Rhythmus beschleunigt – und gleichzeitig haben Sie immer mehr Kraft, Dynamik, investiert. Der Zusammenhang von Rhythmus und Dynamik in der Musik ist untrennbar.

Übung 2:

Singen Sie wieder Ihren Vor- oder Nachnamen, der, der sich für Sie jetzt gerade gut rhythmisieren lässt. Jetzt spielen Sie dasselbe Spiel wie eben beim Klatschen – nur mit der Stimme, erst mit der Sprechstimme:

Zweisilbige (Ka – rin), dreisilbige (Lu-i-se), mehrsilbige (Frie-de-ri-ke) oder Doppelname (Clau-di-a-Ma-ri-a).

Stellen Sie sich vor, Sie und andere skandieren Ihren Namen auf einer Sprechfrequenz.

Jetzt dasselbe Spiel mit Ihrem rhythmisierten Namen auf einer (bequemen) Singebene.

Möglicherweise haben Sie lange nicht mehr Ihren eigenen Namen so bewusst gehört… so bewusst können wir auch unseren Patienten an-sprechen, indem wir ihn an-singen: Frau Mey-er, Frau Mey-er… je nachdem, was wir als Be-Handlung mit Berührung und Bewegung der Basalen Stimulation verbinden wollen mit der Stimme.

Die Hörwelt im Mutterleib, die das Wachsen des Kindes begleitet, umfasst bereits Pol und Antipol, enthält die Welt der Gegensätze und der Extreme, die immer zusammengehören und auch zusammen betrachtet und erfahren werden müssen. Ein Kind im Mutterleib erlebt vorab – mit sicherer Entfernung zur Geburt, im Schutz der nährenden Plazenta – hörend diese künftige Welt. Es kann sich an diese Außen-Welt der Gegensätze ein wenig gewöhnen: Angefangen mit dem allumfassenden extremen Erlebnis der Geburt, trifft es anschließend auf die Extreme von hell und dunkel, von hoch und tief, von weich und warm, von hart und kühl, von zart und grob, von weniger und mehr…

Die Dynamik, die Lautstärke innerhalb des Uterus ist für uns unvorstellbar stark: Bis zu 98 Dezibel stark kann es „da drinnen" laut werden, das entspricht den Turbinen kleinerer Boeing-Flugzeuge aus 15 m Entfernung ohne schalldämmende Kopfhörer. Der Grund, dass wir das überleben: Wir sind dem Schalldruck nicht ausgesetzt wie nach der Geburt, sondern wir sind Bestandteil der Schallwelle und schwingen mit. Wesentlich für unsere sich entwickelnde Hirnmasse ist, dass durch das Leben in der Schwingung und unter dem Druck des Schalls unser Hirn und seine Leitungsfähigkeit der hirnelektrischen Impulse wachsen.

Auf den Stationen der Patienten mit erworbenen Hirnverletzungen wurde (leider bis vor kurzem noch) nachts in allen Zimmern Musikbeschallung organisiert. Diese „musikalische Grundnahrung" ist durchaus lebenserhaltend, aber nachts sollte die individuelle musikalische Sozialisation des Patienten berücksichtigt werden und keineswegs eine Dauerbeschallung auf ihn einwirken, die zu Überreizungen führen kann. Die Pflege der Frühschicht dürfte am nächsten Morgen kaum die Folgen einer „Unterernährung des Hirns" durch musikalische/akustische Reize von der Überreizung unterscheiden können.

Nach der Geburt weichen wir jedem stärkeren unerwarteten Geräusch aus, indem wir zurückzucken. Dieser sog. Moro-Reflex, benannt nach dem Arzt, der diesen Reflex als „Ausdrucksmittel" entdeckte, zeigt sich beim Säugling und lebenslang, besonders wieder bei den hochbetagten oder schwermehrfachbehinderten Menschen.

Es ist beim Säugling dieser Reflex, mit dem er seinen Körper wieder in Richtung embryonaler Haltung bewegt, sozusagen der Versuch, wieder zurückzugehen in den sichersten Schutzraum dieser Welt: den Uterus.

Dieser Reflex ist der Ausdruck von einem Schreck, hinter dem Erschrecken und Angst stehen kann.

Der Erwachsene, der auf dem Bahnsteig mit dem Rücken zum Gleis steht und die Ansage für einen schnell durchfahrenden Zug nicht hört (weil er vielleicht im angeregten Abschiedsgespräch abgelenkt ist), reagiert ebenso „moroesk": Er zuckt zusammen, verschränkt die Arme, schützt sich vor möglichem, was noch kommt, redet weiter…

Wir können mit der Beobachtung dieses Reflexes auch unsere Patienten, unsere Klienten, unsere Bewohner schneller verstehen – und gegensteuern z. B. durch die beruhigende Prosodie (Musik) der Stimme.

Der Moro-Reflex wird in der Literatur meist mit akustischen Impulsen verbunden. Wir können ihn jedoch ebenso im klinisch-stationären Alltag oder im Heimalltag beobachten, wenn wir einen Menschen ohne Anmeldung von hinten berühren.

Plötzliche Laute von hinten wirken ebenso erschreckend, be-fremdend wie plötzliches Angefasstwerden, auf das sich der Mensch nicht einstellen konnte.

Die Brücke von der musikalischen Dynamik zur körperlichen Berührung

Die basalen Welten von körperlicher Berührung und der Berührung durch Töne, Geräusche, Laute sind im Menschen „interdependent“ miteinander verschränkt, d. h. einander wechselseitig bedingend: Das Eine kann das Andere ankündigen, einleiten – oder es unterlassen und damit er-schrecken.

Die „sanfte“ einzelne Berührung und ihre Wiederholungen, „Streicheleinheiten“ also, setzen ebenso die Dynamik, die Kraft, den Druck voraus wie ein fester, „beherzter“ Griff beim Heraushelfen aus dem Rollstuhl oder Bett.

Die Dynamik als Kraft und Druckempfindung in Verbindung mit rhythmischer Gestaltung ist unsere Verbindung zum Gegenüber, wenn es um

- Gestaltung von „feiner Nähe“ in der Begegnung geht, ebenso wie wenn es um
- Gestaltung von Abgrenzung zu unserem Gegenüber geht, beispielsweise wenn dieses die Affektkontrolle verliert und ein schützendes „Festhalten“ als Struktursicherheit in der Situation braucht.

Die früheren Fixationen von Patienten und Klienten auf ihrem Bett zur Ruhigstellung sind nicht nur ethisch fragwürdig, sondern lange nicht so erfolgreich, wie wenn die Berührung mit einer klar rhythmisierten Kraft gestaltet wird.

Hier eine Erinnerung an eine Alternative der Kanalisierung motorischer Unruhe aus der Kinästhetik, die uns unsere lebenslange Beziehung zu unseren Bewegungsmustern lehrt:

Das unruhig strampelnde Kind, das im Hochstuhl essen soll, aber nicht will, kann sehr viel spielerischer und erfolgreicher in gezielte Bewegungsmuster hinein begleitet werden, wenn der Übergang vom Abwehrstrampeln zum koordinierten Bewegungsablauf *getanzt* wird in rhythmisch-spielerischen Figurwiederholungen.

Rhythmus und Dynamik sind zudem die „Vitalitätsgeber“ in der

- Gestaltung von Bewegung und Tanz in Zweier- oder Kleingruppen,
- in anspruchsvollen Massage-Methoden, wie der aus den Körpertherapien von Wilhelm Reich heraus entwickelten Orgonomie-Massage,
- in den Körperpsychotherapien, wie sie nach dem Psychoanalytiker Wilhelm Reich entwickelt wurden, der immer wieder die Wichtigkeit der Wellenempfindung auf der Haut als Vitalitätsgeber betonte.

Rhythmus und Dynamik sind die Kernimpulse, die eine therapeutische Berührung ausmachen und die wir in den Körperpsychotherapien ebenso empfinden können wie in therapeutischen Massage-Methoden wie im Prozess des Waschens in der Kranken- und Altenpflege.

Waschen als Ritual (Ritual ist nach Sigmund Freud immer gleichzusetzen mit Bewusstheit, die die Handlung gestaltet.)

Das Waschen (z. B. der Füße) als Ritual ist nicht nur Teil der Antike in arabischen Ländern gewesen oder Teil jeder TV-Information über die Osterrituale des Vatikans, in dem der jeweilige Papst Gläubigen die Füße wäscht, sondern bewusstes, gestaltetes Waschen ist anthropologisch immer schon Kern der Interaktion zwischen Mutter und Kind gewesen.

Wenn dann zu Rhythmus und Dynamik der Klang und die Melodie der menschlichen Stimme kommen, dann können wir jetzt von „basaler ganzheitlicher Stimulation“ sprechen, die das Taktil-Haptische, das Kinästhetische, das Auditive in die Begegnungsgestaltung einbringt.

Erinnern wir uns an die Behandlungstrias S. 12.

10. Baustein: Klang und Melodie

Übung für die Leserin:

(Dies ist eine der Übungen, die Sie später auch dem Patienten, dem Klienten, dem Bewohner als Spiel anbieten können – orientiert an der jeweiligen nötigen Befindlichkeit des Gegenübers.)

Wenn Sie zu Ihrer Stimme, wenn sie „spielt", also singt oder summt, eine vertraute und vertrauensvolle Beziehung haben, dann können Sie diese kleine Übung auch im Zusammensein mit einer Kollegin oder mehreren gestalten.

Andernfalls lernen Sie die Spielfähigkeit Ihrer Stimme erst einmal wieder im „stillen Kämmerchen" kennen.

Die Übung (erst lesen):

Schließen Sie die Augen und legen Sie eine Hand auf Ihr Bauchfell/Zwerchfell unterhalb der Rippen und spüren Sie dem Heben und Senken Ihres „Fells" beim Einatmen und Ausatmen nach – und der kleinen Pause, die dazwischen entsteht, wenn Sie ruhiger atmen. Nur nachspüren und sich bewusst machen beim Senken des Bauchfells: Ich atme verbrauchten Sauerstoff aus, ich lasse ihn los, ich lasse sicher auch anderes mit dem Sauerstoff los…

Beim Einatmen: Ich nehme frischen Sauerstoff auf, ich lasse zu, lasse ein.

In der kleinen Pause dazwischen, die in der Entspannungsarbeit und Tiefenentspannungsarbeit die längste der drei Atemzeiten wird, denken Sie sich das Wort „Innehalten".

Als nächstes gestalten Sie einmal „Wind", indem Sie Ihr Ausatmen hörbar machen durch „winden". Assoziationshilfe: Ein Fahrradschlauch, aus dessen undichtem Ventil hörbar Luft entweicht.

Hören Sie dem Wind nach…

Als nächstes transportieren Sie mit dem Ausatmen einen bequem sitzenden Summton, wechseln innerhalb eines kleinen Tonraums die Töne – immer nach dem Kriterium: Bequeme Töne…

Hören Sie diesen Tönen Ihrer Bequemlichkeit nach…

Danach öffnen Sie beim Ausatmen den Mund und lassen den Wind zu einem Vokal werden:

Ahhhhh… und nachhören.

Ohhhh… und nachhören.

Probieren Sie verschiedene Vokale und deren Mischungen aus – auch auf verschiedenen bequemen Tönen.

Jetzt spielen Sie mit den Tönen und Vokalen und geben unterschiedliche Dynamik dazu, werden lauter, crescendieren (von lat. crescere = wachsen lassen) bis zum für Sie kräftigen, starken Ton, atmen dazwischen und lassen den starken Ton wieder leiser werden, morendieren (lat. = ersterben).

Jetzt spielen Sie – mit Rhythmus, Dynamik, verschiedenen Tönen und Vokalen und Konsonanten:

Mmm, maaa, nnn, lll, sss, ppp, kkk, rrr, chchch –

Dies ist übrigens die ungefähre Reihenfolge, in der der Säugling zu allen Zeiten und Kulturen seine Mundwerkzeuge ausprobiert, um im Verlauf von 1, 5 Jahren die ersten Wörter zu formen, also vom Lippenspalt vorne bis zum ch, mit dem wir später vom Loch Ness reden…

Zum „Mmm" ein Hinweis, der gar nicht wichtig genug genommen werden kann, weil das Summen eine sträfliche Bedeutungsarmut gegenüber dem offen singenden Mund erhielt. Dabei ist Summen in der Musiktherapie eine wesentliche Stufe des Kommunizierens mit sich selbst (Autokommunikation), oft als Ersatz für ein lebendiges Gegenüber.

Weiter ist jedes Einzelsummen oder gemeinsame Summen eine vorsichtige Stufe vor jedem offenen Vokalisieren. „Noch ist die Stimme in mir" signalisiert das Unbewusste und mit dem Öffnen des Mundes ist sie nicht mehr zurückzuholen.

Mit Blick auf Basale Stimulation sehe ich Julie Hendersons „Buch vom Summen" als einen der bedeutendsten Beiträge zum „Summ-Tönen als Berührung", die als Vibration in den feinsten Gewebesektoren des Summenden inzwischen nachgewiesen werden kann und eine weitere wichtige Brücke zwischen Musik als Therapeutikum in Verbindung mit Basaler Stimulation darstellt.

Ilse Middendorf hat mit ihrer Arbeit „Der erfahrbare Atem" eine ganze Methodik des Atmens aufgebaut, die auf dem Spiel mit Vokalen und Konsonanten und Mischlauten besteht und von dieser Atemerfahrung ihre ganzheitliche Sicht auf Person und Persönlichkeit beschrieben (s. Lit.).

Während der vorigen Übung haben Sie ihre Stimme, Ihr eigentliches „Ich-Instrument" gestaltet.

Wenn Sie diese Übung mit einer Ihnen vertrauten, experimentierfreudigen Person durchführen und Ihre Stimmen zeitgleich mit den Bauelementen der Musik spielen, dann sprechen wir vom Klang = Zusammenklingen mehrerer Frequenzen und deren Ober- und Untertönen.

„Spielen" ist immer Experiment und weitet die Freude am Experiment.

Jeder Ton hat Obertöne und Untertöne. Sind wir zwei Spieler mit unseren Spielstimmen oder spielen wir auf zwei und mehr Instrumenten, auf Klangschalen oder mit zwei Klangstäben auf einem Xylophon oder Metallophon – dann sprechen wir in der Musiktherapie von Klang. Akustiker und Musikpsychologen nutzen andere verwandte Definitionen.

In der übertragenen Bedeutung des Klanges in einem Menschen ist die Art und Weise eines Klanges (also eines Akkordes) immer im Zusammenhang mit seiner Art und Weise zu sehen, Nähe zu gestalten – oder eben Distanz.

„D'accord“ sagen wir im Französischen, wenn wir ***ein*verstanden** sind.

Die Melodie der Mutterstimme und später die Stimmen weiterer Bezugspersonen begleiten das Kind und den hochbetagten Menschen, den Gesunden, den Kranken und den Behinderten auf eine einzigartige Weise, eine Weise, die die menschliche Stimme zum wichtigsten Instrument für den Menschen macht.

Mit dem **Klang** und den Tönen, die eine **Melodie ergeben**, den weiteren Bausteinen jeder Musik, hat ein Kind im Mutterleib vom ersten Hören an zu tun. Denn hinter, über und in dem Herzrhythmus-Spektakel hört es jede Menge Frequenzen und Akkorde (Zusammenklänge). Da spielen die Knochengelenke im Konzert mit dem Rhythmus der mütterlichen Darmgeräusche. Sie knacken und knirschen ihren Part der mütterlichen Körper-Partitur – und oft, hoffentlich sehr oft, schwingt besonders hoch und deutlich für das Kind die erste Geige mit: Mutters Stimme.

Wenn sie summt und singt, werden die Schwingungen das Kind ebenso gänzlich durchdringen, also basal stimulieren, wie jede akustische Schwingung in der Schallwelle andere Materien durchdringt. Dieses Summen und Singen wird für ein Kind buchstäblich unvergesslich. Denn als Fetus erlebt es die Stimme der Mutter nicht nur, sondern speichert auch deren Klang und Melodie im phänomenalsten Gedächtnis, das wir haben: dem Körpergedächtnis, der Körpermnemik. Der Fetus speichert die Musik der Stimme der Mutter – zur baldigen Wiedererkennung unter allen anderen Stimmen, wenn er als Säugling erst draußen ist auf dieser Erde.

Definition: Unter Klang verstehen wir hier Zweierlei.

Erstens:

Das zeitliche Zusammenschwingen mehrerer Töne mit ihren Frequenzen (denken Sie an einen Akkord, einen Zweiklang oder Dreiklang), wo quasi ein Ton auf dem Schoß des anderen sitzt und sie zusammen zeitgleich schwingen.

Denken Sie an zwei Menschen wie Mutter und Kind, die mit ihren Stimmen spielen, singen und an mehr oder viele Menschen, die sich in einem Lied oder einem improvisierten Sound treffen.

Zweitens:

Klang im Zusammenhang mit Basaler Stimulation und Musiktherapie ist der Klang des einzelnen Tones und der ergibt sich aus Obertönen und Untertönen, die mit jedem Grundton zeitgleich schwingen.

Wir hören sie alle, die so individuell „klingenden Stimmen“ der Menschen, die uns umgeben und die wir sofort erkennen am Klang ihrer jeweiligen Stimme, an deren Ober- und Untertonreichtümern.

Die meisten Menschen sprechen miteinander – und wissen dabei nicht, dass ihre Stimmen „musikalisch“ klingen, musikalisch zusammengesetzt sind aus den Bausteinen, aus denen jedes natürliche Hörphänomen besteht: Rhythmus, Dynamik, Klang, Melos und Form.

Wir nennen diese jeweilige Musik der menschlichen Stimme „Prosodie“ (griech. = „das, was dazu singt“ im Sinne von Sprechen und Sprache, und dem, was dazu klingt an Ober- und Untertönen, also Klang, Rhythmus, Dynamik und Melos der Stimme).

Womit wir aufeinander einwirken und wie unsere Wirkung auf den anderen ist, hängt von der Prosodie unserer Stimme ab.

In keinen anderen Berufen ist die „Musik der Stimme“, ihre Prosodie in der Sprechstimme und ihr Gesamtklang so elementar wichtig wie in den künstlerischen Berufen der Sänger und in unseren sozialen Berufen.

Szenenbeispiele:

Das Kind versteht bis zum 18. Lebensmonat (bis ca. zum 2. Geburtstag) keine Bedeutung des einzelnen Wortes und Satzes. Aber es spürt in der Prosodie der Stimme der Mutter, wie die Atmosphäre von dieser Mutter zu ihm, dem Kind ist, oder zu anderen dritten Anwesenden – und fühlt sich geborgen oder irritiert oder verunsichert oder bedroht.

Dasselbe Phänomen gilt für unsere Arbeiten mit Patienten, Klienten, Bewohnern, die sich mit ihrer Sprache zurückgezogen haben, nicht oder kaum mehr verbale Kommunikation austauschen.

„Je – desto“ Sätze sind in der Wissenschaft nicht seriös, aber bei der Beobachtung von Interaktionen gibt es Phänomene (Erscheinungen), die ein „Je – desto“ erlauben, ja herausfordern:

Je mehr die verbale Sprache bei unserem Gegenüber reduziert wird oder schwindet, desto bedeutsamer wird die Prosodie unsere Stimme in ihrer Wirkung auf das Gegenüber.

Es gibt zahllose Erfahrungen im persönlichen Bereich mit der Macht der Prosodie, etwa wenn wir jemanden anrufen oder der uns anruft und es heißt: „Ich wollte nur mal deine Stimme hören...“.

Bei diesem Satz verstehen wir, dass unsere Stimme unsere ganze Persönlichkeit repräsentiert. Unsere Stimme personiert uns, lässt unser Wesen hindurchtönen.

Nicht wenige Therapeuten kommen aus dem Urlaub zurück und der AB ist voll – aber ohne viele Meldungen der Anrufenden. Manche Patienten erklären sich hinterher: „Ich habe ab und an Ihren AB angerufen, um jedenfalls darauf Ihre Stimme zu hören, das reichte mir...“.

Die Stimme als wichtigste Brücke zum Gegenüber erreicht Menschen bis in komatöse Zustände hinein, die Stimme begleitet uns in Fieber und Angstzuständen, die Stimme begleitet uns in die Narkose – und in den Aufwachräumen wieder daraus hinaus, mit der Stimme grenzen wir uns ab und nähern wir uns an – bis zur intimen Nähe, wo sie nicht mehr „not-wendig", Not wendend ist.

Die Stimme schwindet dann, wenn im intimen Umgang die (taktil-haptische) Berührungsebene erreicht wird durch Streicheln und Umarmung.

Im professionellen Umgang in unseren sozialen Berufen sollte Berührung immer mit der Stimmbegleitung zusammen wirken, um mit gesungenen Worten die therapeutische Atmosphäre zu sichern und den Übergang in die intime Situation zu vermeiden.

Ein Beispiel: Beim therapeutischen Massieren oder Waschen kann die Stimme sowohl ihre Musik (Prosodie der Bausteine der Musik) als auch die Absicht und Ziele transportieren: „Jetzt kommt die linke Wade dran, jetzt die rechte, jetzt drehe ich Sie einmal zur Seite, jetzt richte ich Sie einmal auf" usw. usf.

Unsere Stimme repräsentiert durch ihre individuelle Ausstrahlung vom Rhythmus (des Atmens beim Sprechen), von der Dynamik, vom Klang und dem Melos (auf und ab der Stimme) unsere gesamte Persönlichkeit – und die Beziehung, die uns mit dieser Persönlichkeit verbindet.

Per-sonare (lat. = hindurchtönen) ist ein Schlüsselwort für soziale Interaktion und für Kommunizieren (Verstehen) innerhalb der Interaktion, stammt jedoch aus dem antiken Theater: Dort hielten sich die Schauspieler die Masken vor ihr Gesicht – die Masken waren geformt und bemalt und definierten für die Zuschauer die Rolle als Böser, Guter, Schöner, Hässlicher, Starker, Schwacher…

Durch die Mundschlitze der Masken hindurch tönten dann zusätzlich die lebendigen Stimmen.

Heute bezeichnen wir als Persönlichkeit jemanden, der durch seinen äußeren Habitus, seine gesellschaftliche Rolle hindurch uns anrührt, tangiert – durch seine Stimme. Authentizität, Empathie, Zuneigung, Liebe, Abgrenzung, Angst – alle Grundemotionen werden prosodisch durch die Stimme ausgedrückt.

Bis zum ca. 2. vollendeten Lebensjahr ereignet sich der Austausch von Emotionen und Affekten zwischen Mutter und Kind in der Dreieinheit von Körperberührung/Körpersprache – Bewegung – „Musik der Stimme" (Prosodie). Zentrale Bedeutung hat dabei die Stimme.

Melodie bedeutet auf der Persönlichkeitsebene Identität und Identifizierung. Am Melos, am spezifischen Auf und Ab der Tonhöhen, erkennt ein Kind seine Mutter ebenso deutlich wie am Rhythmus oder der Dynamik ihrer Stimme. Und das, obgleich kein Element die Musik der Mutterstimme allein spielt, sondern immer – wie bei jeder anderen Musik auch – mehr oder weniger zusammen mit allen anderen Elementen. Erst im Alter von etwa zwei Jahren, wenn Kinder ihre Sprache „ausbauen", werden sie auch Melodien singen können – was das deutliche Zeichen für die nun erreichte kindliche Identität sein wird, aus der heraus Kinder zuerst ihren Namen und später „Ich" sagen, rufen und singen können.

In der Musiktherapie werden Beziehungsprobleme oft besonders deutlich im Umgang mit Klang, dem Zusammen-Klang von mehreren Tönen. Klanggestaltung ist auch immer eine Gestaltung von Nähe und Distanz.

Die Brücke von musikalischem Klang und Melos zur körperlichen Berührung

Frischoperierte Patienten, Schwerkranke oder Schwermehrfachbehinderte oder durch Sklerosen motorisch hilfsbedürftige Hochbetagte, Menschen in palliativen Stationen oder Hospizen erfahren in dem Angebot seitens der Helferberufe (hoffentlich) ein „Breitbandspektrum" der Behandlungstrias, das taktil-haptisches Erleben mit Bewegungs- und Hörerleben ermöglicht.

Darüber hinaus lässt sich jedoch auch in den nötigen Prozessen der täglichen Pflege (Waschen, Umbetten, Umziehen usw., usw.) und beim „Besuch" der Angehörigen mit der Koppelung von Rhythmus und Dynamik und Stimmführung das Zusammensein zu einer Begegnung gestalten, die Strahlkraft über die Zeit des Zusammenseins hinaus besitzt, Vitalität vermittelt und „Unterhaltung" zu elementar wichtigem Unterhalt der Seele werden lässt.

Ein Praxisbeispiel
(aus der Ausbildungsarbeit am Institut für Soziale Berufe Ravensburg):

In der Übergabe wird der angehenden Heilerziehungspflegerin die nötige Information zur Klientin vermittelt: Frau B. ist bettlägerig, lebt mit einer spastischen Muskulatur mit Abwehrhaltung, kann sich verbal nicht äußern, die Augen sind meist geschlossen, bei allen bisherigen pflegerischen u. a. Maßnahmen nicht kooperativ.

Arbeitsziel: Eine therapeutisch-beruhigende Waschung.

Die Begleitung hat sich auf Frau B. eingestimmt und hat Frau B. im Zimmer mit ruhigem Ton und sanfter Berührung begrüßt und sich vorgestellt. Die Begleiterin erzählt Frau B., dass sie bei ihr die Körperpflege mit dem o. g. Ziel einer therapeutisch-beruhigenden Wirkung durchführen möchte.

Die Frau B. liegt steif mit hochgespanntem Muskultonus und geschlossenen Augen, wirkt sehr unruhig, zuckt bei jedem Geräusch, das im Raum hörbar ist, zusammen (s. Moro-Reflex, Anm. des Verf.).

Die Atmung ist eilig und oberflächig, der Puls schnell und unregelmäßig.

Die Begleitung hat alle Utensilien für die Körperpflege geräuscharm vorbereitet, sie hat die Hände von Frau B. zu waschen begonnen, dann das Gesicht, siehe die Vorgehensweise bei basisstimulierenden Waschungen.

Zu Beginn der Körperpflege ist Frau B. noch bei jeder Berührung zusammen gezuckt, die Muskulatur-Anspannung wurde kräftiger und sie gab unverständliche

Laute von sich. Die Pflegeschülerin blieb ruhig, wusch weiter mit gleichmäßigem ruhigem Rhythmus – WÄHREND SIE EIN LIED ZU SUMMEN BEGONNEN HATTE, DAS FRAU B. KANNTE.

Frau B. wurde ruhiger, blinzelte, öffnete die Augen und folgte den Bewegungen der Begleiterin mit ihrem Blick. Der Muskeltonus von Frau B. löste sich ausreichend, so dass sie ohne Anstrengung sanft auf die Seite gelegt und dann angekleidet werden konnte.

Nachdem die Körperpflege unter Beibehaltung des Hummings, des Summens der Begleiterin, in ruhiger Atmosphäre durchgeführt wurde, wurde die zeitlich schon einige Tage zurückliegende Transferierung von Frau B. in den Rollstuhl möglich. Dort wurde die Haar- und Mundpflege am Waschbecken möglich (alles unter Beibehaltung der Trias Berührung – Bewegung – Stimmführung außerhalb der Sprechfrequenz, Anm. d. Verf.)

Die Begleiterin wie ihre Kolleginnen staunten sehr, was an diesem (einen) Tag für Frau B. wieder möglich war: Frau B. wurde danach in den Speiseraum zu den anderen Bewohnerinnen gebracht und konnte dort das Frühstück einnehmen.

Noch einige Tage wurde die personelle Beziehung dieser Begleiterin zu Frau B. beibehalten. (Wobei die Zeiten der Annäherung, der Vorstellung, der Durchführung der Waschung, der Drehung in verschiedene Körperlagen und der Transferierung in den Rollstuhl täglich leichter wurden).

Durch die achtsame, sanfte Berührung mit ruhigem, gleichmäßigem Rhythmus und Einhaltung der Aktivitäten für die Symmetrie beider Körperhälften sowie das verstärkende vokale Spiel der Stimme der Begleiterin, das ebenfalls den ruhigen, sanften Rhythmus der Berührung unterstützte, konnte Frau B. ihren angespannten Muskeltonus als Ausdruck ihrer Abwehrhaltung dann zum Großteil loslassen und sich der Begleiterin – anvertrauen.

*Eine heilsame Atmosphäre hatte sich im Raum ausgebreitet, sehr wohltuend für alle im Raum (*es war noch die Supervisorin mit im Raum).

Dies ist „Basaler Dialog oder bewusste Wahrnehmung mit achtsamer Berührung“, wie ich es gerne ausdrücke – in Verbindung mit einem für Frau B. rezeptiven Musikangebot.

(Luise Lang, Institut für Soziale Berufe Ravensburg)

11. Baustein: Form

Musikalische **Form** bezeichnet das Gefäß, in dem die anderen klingenden Elemente der Musik – Rhythmus, Dynamik, Klang und Melodie – spielen. Es gibt kleine Formen in der Musik, die zum Beispiel mit der Kuckucksterz gefüllt werden. Oder nur um einen Ton zusätzlich zur Kuckucksterz die Leiermelodik ergeben, mit der viele der Höherbetagten und Hochbetagten mit den Liedern in ihrer Kindheit lebten.

Es gibt größere Formen wie das Kunstlied oder die Kammermusik oder die Musik kleiner Bands, die dann aber schon mit ihrer Technik aus kleinen, wenigen Tönen große Klangdimensionen gestalten.

In der natürlich ausschwingenden Instrumental- und Vokalmusik (im Gegensatz zum sinusartigen Schwingen bei elektronischen Instrumenten) gibt es die großen Formen der Oratorien oder Symphonien, die ebenso beein*drucken* wie be*drücken* können. Warum ein Mensch gerade diese oder jene musikalische Form besonders liebt oder ablehnt, hängt mit seiner Persönlichkeitsstruktur zusammen.

Ein Kind im Mutterleib erlebt bereits die unterschiedlichen Formen der Hörwelt mit: Es sind große Formen, wenn die Mutter tanzt und wirbelt, dabei ruft und lacht und mit anderen zusammen laut singt. Oder wenn sie schreit, stampft, kreischt und dabei all ihre Körpermusik für das Kind in ihr zum Fortissimo, zur höchsten Lautstärke und zu wuchtigen Sforzati, zu starken Akzentuierungen hochschraubt. Mütterliche Euphorie oder Auseinandersetzungen mit dem Vater können sehr ähnlich laut oder „groß“ sein, dennoch erlebt bereits ein Fetus, warum es so laut wird: aus liebevollem oder aus gegenteiligem Grund.

Wir sprechen auch übereinander als Menschen und beschreiben uns als großzügig oder kleinlich, unauffällig oder plakativ, repräsentativ, zurückhaltend oder dominant – immer spielt dabei das „Format“ der Persönlichkeit mit eine Rolle zusammen mit Rhythmus, Dynamik, Klang und Melos/Melodie und lehrt uns:

In der äußeren Erscheinung, im Habitus „großformatige“ Menschen, sind wie großformatige Musikinstrumente – Pauke, großer Gong, Metallophone, Klavier/Flügel, Kontrabass – sie können ebenso pianissimo, feingliedrig, „streichelnd“ gespielt werden wie die kleinsten Instrumente.

Transfer zur Begegnungsgestaltung:

Die Annäherung an „großformatige Menschen“ erfolgt ebenso wie die Annäherung an einen Säugling auch am sichersten in der Feinheit von Berührung, Bewegung und der Feinheit der Töne von Stimme oder Instrument.

Die Brücke von musikalischer Form zur körperlichen Berührung

Wenn wir uns die kleine meist in Richtung Geschlossenheit weisende Hand eines Säuglings vorstellen – dann wird klar, dass die Bergung, die Umschließung dieser Hand, welcher Geborgenheit gegeben werden soll, schon mit einer erwachsenen Hand möglich ist. Das, was geschützt werden soll, ist klein, der Schutz um dieses Kleine herum ist groß, ist eine Form zur Wahrung, zum Schutz.

Dies 1:1 zu übertragen würde bedeuten, dass die erwachsenen Körper unserer Patienten und Klienten durch noch größere Formen, also durch die große Umarmung, durch große Berührungs- und Bewegungsflächen und große Klänge begleitet werden könnten – das Gegenteil ist der Fall:

Die vorsichtige Mitarbeit des erwachsenen Körpers von Frau B. und ihrer Wahrnehmung (s. Fallszene oben) wurde nur möglich durch die Behutsamkeit der Begleiterin innerhalb der Behandlungstrias Berührung/Bewegung und musikalischer Töne.

Dort wo physiotherapeutische, massagetechnische, krankengymnastische Aufgaben nötig sind, die in Richtung Kraftauslotung, Austesten des Muskeltonus, Training dieses Tonus gehen, da kann der physische Druck der „behandelnden" Hände der Begleiterin auf der Haut der Patientin, da kann die Bewegung der Begleiterin bei dieser Berührung durchaus gut synchron korrespondieren mit der Stimme der Begleiterin in sich beschleunigendem Rhythmus und stärkerer Dynamik sowie der Nutzung aufsteigender Melodie als Steigerungshilfe.

Und die Abschwächung aller Bauelemente der Musik in der Stimme fließt ein in den sanften Schluss der Behandlung durch Berührung und Bewegung mit der Funktion eines schließenden Rituals.

Wir brauchen nur unsere Bewusstheit in dieser kleinen Gestaltungswelt der Behandlungstrias, um große Nähe und Vertrauensebenen aufbauen und immer wieder reaktivieren zu können.

Das Bauelement „Form" in der Musik kann das winzige oder riesige Gefäß sein, welches die Musik zwischen halblaut gesungenem Namen einer Patientin oder einem großen Oratorium oder Rock-Song bereit hält oder andersherum: Das Gefäß, die Form wird von winzigem oder riesigem Musikgeschehen gefüllt. Die wechselseitige Beziehung ist entscheidend: Kleines in zu Großem zieht Verlorenheit nach sich, zu Großes in etwas Kleinem zieht Überfüllung nach sich.

Dasselbe gilt für das körperliche Erleben: Manche Patienten warten liegend auf den Fluren mancher Kliniken auf eine nächste Untersuchung– da ist die räumliche Form unmöglich groß für den Einzelnen. Ebenso unmöglich klein ist dann ein Raum, in dem sich die Betten drängen und damit die Schutzzone für den einzelnen Körper (circle of protection) verletzen.

Das Phänomen der Deprivation (früher Hospitalisierung) ist dann ein häufiges und trat ebenso in den überfüllten Lazaretten im Krieg wie den Schlafsälen der Nachkriegskrankenhäuser auf wie heutzutage in den Flüchtlingsunterkünften.

Räumliche Enge oder Verlorenheit lässt sich durch entsprechend „kompensierende Musik“ nicht nur wenig mindern: Aus räumlicher Enge lässt sich mit Musik auswandern, mit der der Patient Freiheit und Weite verbindet (z. B. die Klänge einer Klangschale, einer Flöte, Naturklänge), verbunden mit achtsamer, sparsamer Berührung, die auch mehr Freiheit lässt als eine Massage.

Räumliche Verlorenheit lässt sich kompensieren mit Musik, die Überschaubarkeit, Begrenztheit, Transparenz für den Patienten bedeutet (z. B. Kammermusik, Lieder), verbunden mit fester, haltender Berührung.

Merken wir uns auch die akustische Seite der Musik, die wir jemandem anbieten: Nicht nur seine Seele kann sich damit füllen, sondern ganz sicher füllt sich der umgebende Raum mit den Schwingungen jedes einzelnen und aller Töne.

Die Bewegung „Singende Krankenhäuser“ bewegt sich derzeit auch erstmals in die Gruppenräume in Heimalltage hinein: Dort kann im gemeinsamen Summen, Vokalisieren, Singspielen der Raum gefüllt werden, der für den Einzelnen zu groß wäre.

Und mit einem Besuch einer Helferin mit Gitarre und/oder Klangschale und (möglichst oft) ihrer Stimme in einem Einzelzimmer wird dies vorübergehend „Kulturbühne“, die nachwirkt, wenn Helferin und Instrumente längst verschwunden sind.

Mit jedem Instrument wird mein Körper größer
und mit jedem Ton fülle ich den ganzen Raum.

Ein Altenheim-Bewohner im Rollstuhl

12. Die Instrumente der Musik und die Basale Stimulation

Bisher befassten wir uns mit den Musik-Instrumenten unseres Körpers, Body percussion, und mit unserer Stimme. Wir beziehen jetzt Klangkörper ein, die unsere Hände von außen an uns heranziehen und mit deren Klängen wir uns ausdehnen, erweitern, bis hin dazu, dass wir einen großen Raum mit einem einzelnen Instrument füllen können und er uns dient, uns gehört, der Raum mit uns und wir mit ihm spielen.

Übung für die Leserin:

(Dies ist eine der Übungen, die Sie später auch dem Patienten, dem Klienten, dem Bewohner als Spiel anbieten können – orientiert an der jeweiligen nötigen Befindlichkeit des Gegenübers.)

Dazu nötig (Beispiele aus den verschiedenen Instrumentengruppen):
- eine Klangschale oder Cymbel oder Triangel oder ein Becken,
- eine Rahmentrommel oder eine Dschembe,
- eine Flöte oder Mundharmonika,
- eine Leier oder ein Babymonochord,
- ein Glockenspiel oder Xylophon,
- einen oder mehrere den Instrumenten entsprechende Schlegel.

Dies sind Vertreter unserer verschiedenen Instrumentengruppen wie Blasinstrumente, Schlaginstrumente, Saiteninstrumente, Geräuschinstrumente (wie Oceandrum u. a.), die sich nochmal differenzieren lassen in Selbstklinger, Idiophone, Membranophone usw., aber dies soll keine Instrumentenkunde sein. Die finden Sie mitsamt Abbildungen im Internet bei Wikipedia.

Bitte spielen Sie noch nicht, sondern:

finden Sie mit dem Auge heraus, welches unter den Instrumenten Sie in diesem Augenblick besonders neugierig macht,

richten Sie ohne zu spielen Ihre Wahrnehmung einmal darauf,

welche Form das einzelne Instrument hat: rund, eckig,

aus welchem Material es ist: metallisch, Naturmaterial oder Kunststoff,

wie die Oberflächenbeschaffenheit des Instrumentes ist: rau, glatt, porös, narbig.

Nach dem „In-Augenschein-Nehmen" des Instruments befingern, be-greifen Sie es – immer noch ohne absichtlich Töne spielen zu wollen.

Spielen Sie eine „Einzelton-Musik": Gönnen Sie dem einzelnen Ton sein ganzes Ausschwingen – bis Sie nichts mehr zu hören meinen (denn tatsächlich schwingt die Welt weiter, mischt sich mit anderen und wird so „ewig").

Jetzt wiederholen Sie den Ton, „holen ihn sich wieder".

Jetzt spielen Sie „frei": Lassen sich überraschen vom „Eigenleben" der Töne, die Ihnen von selbst entgegen kommen, wenn Sie es zupfen, anklopfen, abstreichen, schlagen…

Spielen Sie weiter, wie Sie wollen: ändern Sie, variieren durch rhythmisches Spielen, durch Laut-Leise-Spiel (Dynamik), durch Hoch-Tief-Spiel (wo dieses vom Instrument her möglich ist).

Sie werden in der Tonwelt, die Sie ebenso rezeptiv erlebten, wie Sie sie aktiv gestalteten, vielleicht gewisse Vorlieben entdecken und weniger Interessantes, Überraschendes und weniger Ihnen „Sagendes", Töne, die Sie weniger reizen.

Vielleicht gab es auch bei diesem Ausprobieren, Erforschen und Versuchen ein Instrument oder einige, vor deren Klingen Sie Scheu hatten?

Diese wichtige erste Phase der Annäherung an Instrumente heißt „Exploration" (von lat. explorare = erforschen, ausprobieren). Etwas versuchen, was man noch nicht genau kennt, ist experimentieren, auch vom Latein her stammend.

Mit beidem, Explorieren und Experimentieren, erobert sich ein Kleinst- und Kleinkind seine Umgebung erst mal selbst. Später wird es in Lernprozessen lernen, dass es Erzieher, Lehrer gibt, die ihm zeigen, wie gelernt werden soll… (was keineswegs immer zu Erfolgen führt).

Ob mit gesunden Kindern oder Behinderten oder Patienten, in der neuen Musikpädagogik und erst recht in der Musiktherapie bieten wir möglichst erst einmal diese Erforschungszeit (Exploration) und Ausprobierphase (Experiment) an – in der Schrittfolge, die die Übung eingangs zeigt. Erst später „zeigen" wir unserem Gegenüber Spielweisen, Spieltechniken, Variationsmöglichkeiten des Instruments.

Diese obige Schrittfolge gilt aus wichtigem Grund, der mit Diagnostik zusammenhängt: Wir können unser Gegenüber während dessen Explorierens eines Instrumentes, das er unter mehreren suchte und fand, besser verstehen lernen.

Im psychosozialen Zusammenhang ist dieses sich ständig ausweitende Verstehen unseres Gegenübers immer auch ein „sozialer Diagnose-Beitrag". Diesen bietet die von uns beobachtete Umgehensweise unseres Gegenübers mit dem gewählten Instrument (und den ihm weniger sagenden Instrumenten oder den gemiedenen Instrumenten).

Instrumente senden visuelle und zum Spielen, zum Hören reizende „Appelle" aus, weswegen diese Phase der Exploration unseres Klienten und unserer Beobachtung seiner Umgehensweise mit dem Instrument auch „Appellspektrumsanalyse" genannt wird: Alle zur Auswahl stehenden Instrumente bieten in ihrer Gesamtheit der Reize, die an die Wahrnehmung des Menschen appellieren, das Appellspektrum dar.

Unsere Beobachtung, wie unser Gegenüber mit dem/den Instrumenten und damit deren Reizen umgeht, erlaubt eine Analyse im Sinne eines weiter annähernden Verstehens unseres Patienten.

- Jedes Instrument zeigt in seiner Form und in seinem Material – wie der Mensch, der nach ihm greift oder es ablehnt – ein Profil. Wir können unsere Klienten beobachten und begleiten, wie sie sich von dem einen Profil angezogen fühlen, ein anderes als fremd, als befremdlich erleben.

  Der eine Klient ist fasziniert vom Gong und drängt nach dem Hören seines Klanges, der andere zeigt spätestens beim Anklingen Befremdung bis Angst.
- Instrumente wirken durch ihr Material anziehend oder befremdlich bis abstoßend, Material kann rissig sein und unseren Klienten an eigene Risse in sich erinnern oder eben durch diese anziehen. Material kann glatt sein und diese Glattheit kann anziehen – oder abstoßen.

  Wenn z. B. Fellinstrumente wie Pauke oder Rahmentrommel zeitgleich aus Plastik oder Naturfell angeboten werden – wird meistens nach dem natürlichen Material gegriffen, aus visuellen Gründen ebenso wie aus Gründen der Berührung. Wobei wir wieder bei Basaler Stimulation sind, denn das, was ich berühre, berührt auch mich und dies ist wiederum sowohl physisch wie psychisch zu verstehen.
- Instrumente wirken durch ihre „Noch-Nicht-Hörbarkeit“ und wirken genauso wie Menschen, die in der Gruppe sitzen und sich zu einem Thema äußern sollen: Die Neugier darauf, wie jemandes Stimme „klingt“, wächst, je länger dieser jemand schweigt. „Schweigende Mönche“ steuern durchaus mit ihrem Schweigen manche Gruppen mehr als Vielredner.

  Mit Instrumenten ist es nicht anders: Die Noch-Nicht-Hörbarkeit eines Instrumentes motiviert zum Hören (und Spielen), je länger es nicht gespielt wird.
- Instrumente wirken durch die Einladung zum Spiel.
- Instrumente können sensopathisch-libidinöse Bedürfnisse unseres Klienten zeigen, wenn dieser z. B. an einem Instrument deutlicher als in der menschlichen Interaktion taktil-haptische Bedürfnisse zeigt.

  In der Musiktherapie mit Patienten in der Psychiatrie oder mit Patienten mit erworbenen Hirnverletzungen oder bei Bewohnern mit starken Deprivationsstörungen erleben wir oft, dass ein Klient das Instrument umarmt in deutlicher Stellvertretung für den fehlenden Menschen. Das sind keineswegs immer Fidel, Cello, Kontrabass, deren Formen nun mal deutlich die Form menschlichen Körpers zeigen, sondern kann jedes Instrument sein. Ein berühmtes Fallbeispiel ist die Arbeit mit einem jungen Mann geworden, der sich in ein Becken verliebte und mit diesem Schlafen ging, also mit kaltem, hartem Metall. Da war es aber der Klang zusammen mit der Rundung, die ihn vorübergehend untrennbar werden ließ – bis seine Wahrnehmung, deren Richtung ja bei uns allen immer auch die Richtung des Interesses zeigt, auf Menschen zurückgelenkt werden konnte.

- Instrumente können immer auch in ihrer Form, Farbe, Größe und in ihrem Klang von unseren Klienten symbolisch besetzt sein. Das Wort Symbol stammt von griech. symballein = zusammenwerfen ab. Das Instrument ist für den Spieler weit mehr als ein Instrument. Das Instrument weist über das Spiel des Spielenden auf wesentlich mehr hin.
- Instrumente, nach denen ein Patient greift oder die er deutlich positiv sieht und/oder hört, geben auch Auskunft über die dimensionalen Bedürfnisse des Patienten im Blick auf Raum, Form und Zeit, zeigen Bedürfnisse nach Allmacht, nach Endlosigkeit oder nach Abgrenzung:

  Die Bevorzugung des großen Flügels oder der großen Pauke oder der kleinen Cymbel oder des Fingerklaviers (Kalimba) oder einer kleinen Schelle sind Botschaften, mit denen wir uns immer weiter annähern an das Verstehen des Gegenübers.
- Instrumente werden auch zum „strukturellen Schutzraum“ genutzt, den ein Patient, ein Klient, ein Bewohner zeigt, wenn er sich z. B. hinter einem größeren Instrument versteckt.

Hier die zusammenfassende Synopse zur Exploration/Appellspektrumsanalyse:

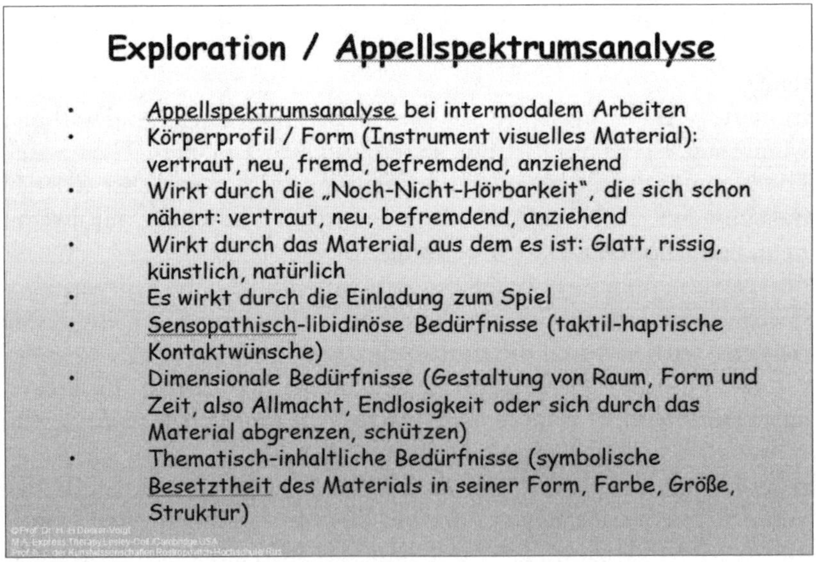

Diese und nachfolgende Folien stammen aus der Power-Point-Präsentation (ppt) der ersten Weiterbildungsstudiengruppe „Musiktherapie“ für Fachkräfte und Dozentinnen in der Pflege, die mit Basaler Stimulation arbeiten, am Institut für Soziale Berufe Ravensburg 2014/15.

Für den Blick aus der Basalen Stimulation auf Musik ist von grundsätzlicher Bedeutung: Jedes Klangwerkzeug, ob Stimme oder die Perkussionsinstrumente unseres Körpers oder die Instrumente, die unsere Hände heranziehen, um sie zu spielen, funktionieren durch ihre Schallwellen. Und diese tangieren immer auch die Haut des Spielers ebenso wie des Zuhörenden. Töne gestalten und hören sind immer auch physikalische Vorgänge, weil die Haut des Spielers wie des Hörers berührt wird – unterschiedlich stark oder zart, streichelnd oder hämmernd.

Alles Hörbare, auch das, was wir an Tönen und Musik uns selbst spielen, berührt über den Schalldruck der Schallwelle die Haut. Auch wenn wir diese Berührung bei leiser Musik oft nicht empfinden – sie tangiert uns ebenso durchgängig wie die laute Musik, deren Schalldruck wir merken und der wir im negativen Fall ausweichen (s. Moro-Reflex).

Der Weg der Signale der Nervenzellen auf unserer Haut geht

- über die Großhirnrinde und das
- Limbische System
- zum (das bewusste Hören) aktivierenden Thalamussystem.

Die Folge ist unsere psychische Reaktion auf Musik. Dieser Weg von der Hautberührung bis zur psychischen Reaktion ist zwar ein langer Weg, aber er wird in Mikrosekundenschnelle genommen. Unvorstellbar schneller als der Blitz, den wir sonst als Metapher für unvorstellbares Tempo nennen.

Zusammenfassung:

Im Zusammenhang mit der Stressforschung unterscheiden wir Dis-Stress, der uns als Belastung erscheint, von Eu-Stress (griech. eu = gut) und zu letzterem gehören viele positive Musikerfahrungen. Die nachstehende Synopse zeigt die Organisation der Wege der Reize in uns unter Stress und alle – auch positiv anstrengenden – Reize stressen:

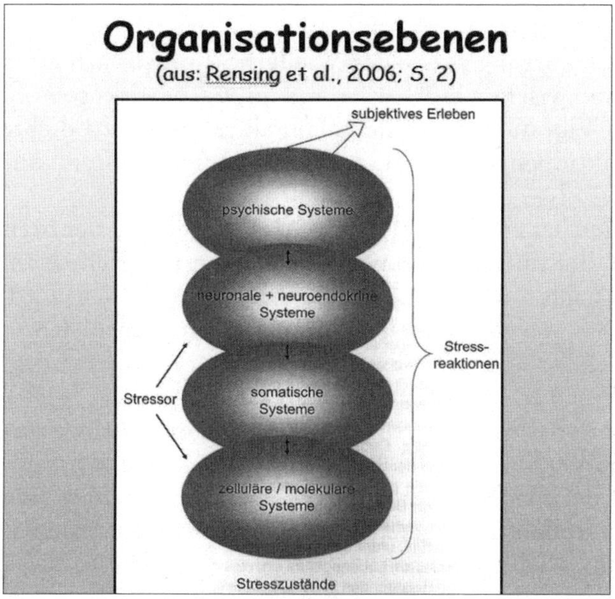

Zitiert nach Stegemann, Thomas, Entspannungs- und Tiefenentspannungsverfahren in der Musiktherapie, Dissertation Hamburg 2013

Erst reagieren auf die Reize unsere

- zellulären/molekularen Systeme (eben auch unserer Haut),
- gefolgt von den umfassenderen somatischen Systemen
- und den neuronalen/neuroendokrinen Systemen.

Mit „neuroendokrinem System“ sind alle Zellen und Organteile umfasst, die direkt mit der Produktion von Hormonen zu tun haben. Das berühmteste Hormon ist das Beta-Endorphin, uns allen eher bekannt als „Glückshormon“, das ein Mensch, der eine geliebte Musik erlebt, ausschüttet.

Erst als letztes reagiert unser psychisches System mit unserem emotional-affektiven Haushalt auch auf die Reize des einzelnen Tones mit seinen Ober- und Untertönen oder auf komplexere Musik, weil diese – wie jede basale Stimulation – mit der Hautberührung im System unseres Ohres beginnt und auch unsere weitere Hautoberfläche einbezieht.

Die musiktherapeutischen Experimente mit taubstummen Kindern zeigten weltweit immer wieder dasselbe Phänomen: Wie feindifferenziert taubstumme Menschen mit den Fingerspitzen auf den Lackflächen eines Klaviers hören können. Wie ihr Körper mit seiner Derma hört, wenn auf spezielle schallleitende Fußböden die Schallwellenwelten eines Mozart oder Bob Dylan gerichtet werden.

Sie hören dann Mozart und Dylan – nur über die Vibrationen der Haut und deren Differenzierungsvermögen, welches sensibler ist als bei nichtbehinderten Musikkonsumenten.

Als Abschlussbild erinnern wir einmal an die Basale Stimulation, die in den musiktherapeutisch orientierten Zentren meistens dann eine Schnellwirkung hervorruft, wenn wir einer Patientin, einer Klientin, einer Bewohnerin z. B. eine mittelgroße Klangschale (Durchmesser ca. 15 cm) auf eine Stelle ihres Leibes setzen, die das Gegenüber bestimmt, verbal oder nonverbal zustimmend.

Das behutsame Anschlagen mit sorgsam ausgesuchtem Schlegel und das Raumgeben für den langen Ausschwingvorgang sowie das Wiederholen erst nach einer Zeit des Innehaltens – Innehalten zwischen Hörbarem und Stille – bewirkt sowohl basale Stimulierungen über die Vibrationen auf der Haut durch nicht zu dichte Textilien hindurch, als auch Reaktionen, die in eine erholsame Trance führen können.

Das Arbeiten mit Klangschalen hat zu einem eigenen „Markt“ geführt, der breit ist und auf dem die Klänge z. B. der tibetischen Klangschale, die durch Reiben am Außenrand zum langsam wachsenden Klingen meist hoher Töne gebracht wird, anders wirkt als die Klangschalen, deren Material durch einmaliges Anspielen in Schwingung kommt und ihre Schallwellen als Vibrationen an den Körper weitergibt, auf dem sie aufliegt an einem „für den Körper bequemen Ort“.

Das kann bei dem einen Klienten die Fläche sein, die durch eng nebeneinanderliegende Beine auf den Waden möglich wird als Trageort der Klangschale. Beim anderen Klienten ist es direkt auf der Fläche unterhalb der Rippen, wo Bauch- und Zwerchfell die Bewegungen des Atmens anzeigen. Beim dritten Menschen wiederum ist es die Fläche unterhalb eines Schlüsselbeins.

Und ebenso erreichen den Klienten die stimulierenden Schwingungen der Klangschale, wenn die vom Schoß des sitzenden Helfers getragen wird, weil sie sonst dem Klienten „zu nah“ ist.

Alle mono-tonen Reize (z. B. der Klangschale, Cymbel, Gong, Monochord) mit gleichbleibender, sich wiederholender Klang- und Rhythmusstruktur bewirken beim „innerlich bereiten Patienten“ die Veränderung des Wachbewusstseins (VWB) und führen in eine Trance hinein, die bis zur Tiefenentspannung führt.

Im Gegensatz zu den nicht mehr zählbaren Entspannungsverfahren, die der Mensch sich selbst anbieten kann oder angeboten bekommt, ist Tiefenentspannung nur möglich bei anwesender therapeutischer Begleitung, die auch die Atmungsphasen und Signale des Körpers des Patienten versteht.

Dem Thema „Tiefenentspannung“ ist daher ein gesondertes Kapitel gewidmet, das den Helferberufen im Sozialbereich den Aufbau einer „Praxis der Musiktherapeutischen Tiefenentspannung“, (MTE, engl. Hypnomusictherapy), ermöglicht und andere Instrumente nennt, die für die Ganzkörperentspannung und eine tiefe Tranceinduktion entwickelt wurden, z. B. Klangstühle, Liegemonochorde.

Für den Ernst zu viel Spiel –
für das Spiel zu viel Ernst.

G. E. Lessing

13. Funktionen von Musik für die Psyche

Übung/Erinnerungsspiel für die Leserin:

Erinnern Sie sich, als sie in einer „gehobenen Stimmung“ waren und vielleicht Musik dazu hörten, die „passte“. Oder Sie hörten keine Musik in Ihrer guten Stimmung – welche Musik hätte aber dazu „gepasst“?

Ich nenne hier drei Grundfunktionen, die Musik für uns und in uns ausüben kann:

Musik, die uns entspricht

Musik entspricht unserer emotional-affektiven und geistigen Befindlichkeit. Wir fühlen Freude, Lust, Trauer, Wut und hören oder gestalten Musik, die eben unsere Befindlichkeit ausdrückt, ihr entspricht.

„Diese Musik versteht mich, diese Musik entspricht mir genau!“ fühlen wir dann selbst oder hören unsere Klienten in Worten auf die Musik reagieren oder ohne Worte durch die Körpersprache, die Sprache des Gesichts.

Musik, die ausgleicht, komplementiert

Musik ergänzt unsere emotional-affektive und geistige Befindlichkeit. Wir fühlen deutlich, wie und manchmal was wir fühlen, aber die gehörte oder gestaltete Musik ergänzt dieses Empfinden. In der komplementären Funktion wirkt Musik sehr oft auch als Verstärker unserer Empfindungen, als Punkt auf dem „i“ oder gar als Ausrufezeichen (!) hinter unserer Empfindung.

„Da komme ich dann erst ganz in Stimmung.“

Musik, die ersetzt, kompensieren hilft

Musik ersetzt etwas in uns, was sonst nicht wäre. „Diese Musik liebt mich, versteht mich. Sie ist meine Geliebte“. Oder: „So fühle ich mich eigentlich ganz drinnen – heimlich und nur, wenn ich das höre“, flüstert der untersetzte, zurückhaltende, „stille“ Mann zur Musiktherapeutin und bringt gleich zwölf CDs einer Einspielung von „Der Ring der Nibelungen“ von Richard Wagner mit. Befragt, wie er die ihm größten, wichtigsten Sätze hört, beantwortet er mit „Nur allein höre ich Wagner. Aufrecht, im Stehen. Manchmal steige ich auf den Tisch und dirigiere mit…“.

Wiederholen wir mit anderen Beispielen:

1) Musik kann unserer psychisch-geistigen Befindlichkeit entsprechen. Die erste Grundfunktion ist, dass Musik **die Funktion der Entsprechung** zur aktuellen emotionalen Befindlichkeit einnehmen kann. Die Musik, die wir spielen oder hören „entspricht" unserem Seelenhaushalt.

Erinnern Sie sich an eine gedrücktere oder auch nur müde Befindlichkeit, der Sie aber noch nicht nachgeben können, weil Sie „im Dienst" sind? Welche Musik würde diese Gedrücktheit oder Müdigkeit ausgleichen?

2) Die zweite Grundfunktion ist die, dass Musik eine komplementäre Funktion, eine ergänzende Funktion zu unserer Befindlichkeit einnimmt. Zusammen mit der Musik sind wir „runder", fühlen uns ganz.
3) Zur dritten Grundfunktion von Musik, der Funktion der Kompensation, eine Szene aus der Heilpädagogik:

Jochen, 24 Jahre alt und mit dem Down-Syndrom lebend, hat sich seit vier Wochen zunehmend aus dem Gruppenraum zurückgezogen, meidet Gruppenaktivitäten und verkriecht sich außerhalb der Arbeitszeiten in der Lebenshilfe-Institution am liebsten in seinem Zimmer. Dort hörten wir ihn zunächst gar nicht, weil er mit guten Kopfhörern immer schon gerne Musik hörte. Der Musikkonsum nahm nun zu, aus der früheren halben Stunde wurden Stunden und auf Nachfrage zeigte er uns seine Musik: Er hörte in der letzten Zeit nur noch Märsche. Reitermärsche, Parademärsche. Die CD verschwand nicht mehr aus dem Player.

In diese Überbetonung von Marsch-Musik floh Jochen in einer Zeit, in der er Verantwortung in der Lebenshilfe abgeben musste und gleichzeitig im Heim ein ihm näher gekommener Praktikant der Heilpädagogik wieder in seine Ausbildung zurückgegangen war. Mit dem hatte er gemeinsam verschiedene Musik gehört, verschiedene Gruppenangebote wahrgenommen. Mit ihm zusammen hatte er sich stark gefühlt, hatte oft Schützenfest und Schützenkönig mit ihm gespielt, sein Vater war begeisterter Schütze im Schützenverein und die Feste waren auch die Höhepunkte für die Familie gewesen.

Jetzt, während seines Rückzugs, nahm diese Musik eine kompensatorische Funktion ein. Die Hörwelt und Jochens Empfindungswelten darin kompensierten (im ungesunden Sinne) seine Einsamkeit.

Neben den drei Grundfunktionen von Musik in unserer und der Hörwelt unserer Klienten gibt es weitere Differenzierungen, die das Verstehen unserer Klienten weiter qualifiziert im Sinne einer Diagnostik, die uns die Klienten immer weiter und besser verstehen lässt.

Auch zu diesen wichtigen, weiteren Unterteilungen der Funktionen gibt es im Folgenden Übungen und Erinnerungsspiele.

Übungen/Erinnerungsspiele für die Leserin:

(Orientiert an der Arbeit von Isabelle Frohne-Hagemann (s. Lit.), die hier um die „Transkulturelle Funktion" und die „Transzendierende Funktion" von Musik erweitert sind.)

Übungen in Form einiger Fragen an die Leser zwecks „innerem Gespräch".

Musik als Übergangsphänomen (Musik, die uns an Personen, Orte, Situationen erinnert)

Erinnerungsspiel für die Leserin:

Erinnern Sie sich an ein Lied, ein Musikstück, das Sie an Ihre Kindheit erinnert und bei dem Ihre Erinnerung unangestrengt möglich ist? Vielleicht summen oder singen Sie es an?

Ihre Erinnerung ging dabei über die Brücke von jetziger Gegenwart in die Vergangenheit, nutzte einen Übergang von hier nach dort.

Deshalb sprechen wir in der Psychologie von Musik in ihrer Übergangsfunktion. Ein altes Spielzeug aus Holz oder ein Tier aus Plüsch, also aus taktil-haptisch fassbarem Material, erinnert uns als Übergangs-*objekt* an unser kindliches Früher. Musik ist im-materiell und daher Übergangs-*phänomen*, aber erinnert trotz ihrer Unfassbarkeit manche noch stärker an die Vergangenheit und berührt entsprechend unser emotionales Gedächtnis.

Therapeutisch können wir mit Musik aufgrund ihrer Übergangsfunktion unsere Patienten, Klienten und Bewohner besonders direkt und „leicht" in die Vergangenheit begleiten – indem wir sie oder ihre Angehörigen befragen nach positiv besetzter Musik aus der Kindheit. Diese können wir durch CD einspielen oder selbst singen, spielen (Gitarre, Klavier oder nur die Stimme solo, die als Nachfolgerin der mütterlichen Stimme immer den Zuhörer rückführt in Zeiten, als ihm jemand Liebendes ein Lied widmete, ebenfalls als Übergang im intermediären Spielraum).

Musik als Auslöser von Erinnerungen an die damaligen Emotionen und Affekte kann diese Emotionen durchaus ebenso lebendig re-aktivieren, wie sie damals wirkten.

Nicht selten fließen beim Anhören solcher Musik als Übergang in die Vergangenheit Tränen. Wenn es nicht die der Dankbarkeit sind, sondern Trauer oder Schmerz zeigen, der sich nicht zeigen könnte ohne die angehörte Musik – dann ist z. B. im Arbeiten mit hochbetagten Menschen Versöhnungsarbeit mit damals Schwerem, Schmerzhaftem möglich und wichtig, je kürzer die Restlebenszeit ist.

Zudem: Jedes Liebespaar kennt Musik, die während der Zeiten der vorübergehenden Trennung die innere Verbindung zum Partner/zur Partnerin herstellt, den seelischen Übergang zu ihm/ihr sicherstellt.

Die erste Frage zeigt uns also die Funktion von „**Musik als Übergangsphänomen**", wie sie bereits im frühesten intermediären Spielraum wirkte.

Musik als Vehikel

Erinnerungsspiel für die Leserin:

Joggen Sie und hören dabei Musik über ihren Ohrfloh? Oder hören Sie Musik im Hintergrund bei der Hausarbeit?

Psychologisch bekommt Musik dann eine Funktion als „Vehikel“, als Mittel zum Zweck, als Dienerin für die Verstärkung ihrer motorischen Mechanismen beim Joggen über das Vegetativum, das bekanntlich willkürlich nicht beeinflusst werden kann.

Die preußisch geprägten Soldaten der letzten großen Kriege marschierten noch hinter ihren Heeresmusikkorpskameraden und Musikkapellen auf die Schlacht zu und deren Dirigenten bezogen als Offiziere im Range eines Hauptmanns der Reserve das anderthalbfache Gehalt, weil sie *vor* der kämpfenden Truppe spielten: Denn noch nicht modern erforscht, aber klar beobachtet war schon damals, dass die (Marsch-)Musik im strengen geraden 1, 2 und 1, 2-Rhythmus den Schritt der Marschierenden stimulierte, wobei gleichzeitig das Wachbewusstsein verringert wurde mit gleichzeitiger Heraufsetzung der Angstschwelle.

Da fungiert **Musik als Vehikel**: Bei Ihrem Joggen heute ebenso wie damals, „wenn die Soldaten durch die Stadt marschierten…“ ebenso bei jeder Morgengymnastik durch das Radio oder jeder Gruppenmotivation durch die Animateurin eines Hotels.

Musik, die uns sozial zugehören lässt (Musik als soziokulturelles Ordnungssystem)

Erinnerungsspiel für die Leserin:

Erinnern Sie sich an die Musik, die Sie in Ihrer beginnenden und dann fortschreitenden Pubertät hörten/spielten/tanzten.

Es dürfte eine andere oder sogar gegensätzliche Musik gewesen sein als die, die sie damals kurz zuvor noch mit Eltern und Geschwistern im Elternhaus teilten. Die Funktion der Musik in der Pubertät ist eine zugunsten eines „soziokulturellen Ordnungssystems“. D. h. um zu einer neuen Gruppe zwecks Ablösung von einer alten (Elternhaus) zu gehören, hören und nehmen wir deren Musik an – selbst, wenn diese uns nicht auf den Leib und in die Seele geschrieben ist. Wir nutzen neben Musik als Abgrenzungsmittel vom Bisherigen auch die Mode als soziokulturellem Zugehörigkeitsbeweis. Dazu ge-hören, Zu-gehörigkeit – es sind keine Zufälle, wie oft die Hörwelt in unserer Sprache vorkommt und wozu sie dient.

Für die Praxis der sozialen Berufe ist dieses Wissen um Musik als Zugehörigkeitsbeweis (oder Abgrenzungsmittel) wichtig, um unsere Klienten bei jedem Ortswechsel zu verstehen (von der Wohnung in das Altersheim, in eine Langzeit-Reha-Klinik u. ä.). Viele Klienten wechseln dann ihren Musikgeschmack, um zu einer neuen Gruppe dazuzugehören. Oder sich von ihr abzugrenzen.

Einladungen, sich auch bisher fremder Musik in einer neuen Gruppe zu nähern, um zu dieser Gruppe zu gehören, sind wichtig für das Einleben in neue Lebensabschnitte.

Musik zur Vitalisierung – und zur Entspannung (trophotrope und ergotrope Musikstrukturen)

Erinnerungsspiel für die Leserin:

Was für eine Musik fällt Ihnen ein, wenn Sie im Auto auf dem Weg zur Arbeit oder Zuhause nach anstrengender Arbeit „vitalisiert" werden wollen oder Ihre Vitalität noch steigern wollen?

Welche Musik, wenn Sie an einen temperamentvolleren Tanz denken, den Sie gerne selbst tanzen (möchten)?

Solche Musik hat die **Funktion der Vitalisierung** von Physis und Psyche und bei letzterer verändert sie den emotional-affektiven Haushalt. Dass sie dieses kann, hängt mit sehr frühen Erfahrungen unseres Körpergedächtnisses zusammen, das bereits in der frühesten Hörwelt z. B. die Zunahme und Abnahme von Dynamik, das Beschleunigen und Verlangsamen von Rhythmen speichert. Der Säuglingsforscher Daniel Stern schuf in seiner Arbeit u. a. auch für diesen Zusammenhang zwischen frühen Erfahrungen im Speicher des Körpergedächtnisses und späteren Reaktivierungen (in der Musiktherapie durch Musik aus der Lebenswelt des Patienten) den Begriff der „Vitalitätsaffekte" (s. Lit.).

Die Struktur solch vitalisierender, sog. „ergotroper" Musik (von griech. er-geein = aktivieren) ist diese:

Merkmale ergotroper Musik
und ihre Wechselwirkung mit der Psycho-Physis des Hörens

Ergotrope (stimulierende, aktivierende) Musik:	*Kann folgende Reaktionen beim Hörer auslösen:*
• Rigidere Rhythmen/beschleunigend • Dur- Tonarten • Dissonanzen • größere Dynamik (Dezibel) • Stark akzentuierte Rhythmik • Starker Auftrieb und abrupter Abfall der Tonlinie, die innerhalb weiterer Höhenspannen verläuft • Stakkato- Charakter • Erhöhte harmonische Aktivität • Betonung der Dissonanzen	• *Erhöhung des Blutdrucks* • *Beschleunigung von Atem- und Pulsfrequenz* • *Vermehrtes Auftreten rhythmischer Kontraktionen der Skelettmuskulatur* • *Erweiterte Pupillen* • *größerer Hautwiderstand* • *Emotionalisierung/Erregung/ Rauschzustand bis zu Schmerz und auch Tod*

Aktivieren wird uns Musik immer dann, wenn sie unser Sympathikus-Nervensystem reizt.

Wir sehen an dieser kleinen Synopse wieder die Verbindungen zur basalen Wirkung der Musik auf den hörenden Menschen. Mit dem Transportmittel Schalldruck und Schwingungswelle be-rühren alle diese verschiedenen Merkmale ergotroper Musik unsere Haut!

Gleich ob körpereigene Instrumente ergotrope Musik „machen" (Body percussion und zentral wichtig unsere Stimme als Solo im kleinen wie im großen Chor und mitsingenden, mitschwingenden Rockpublikum) oder Instrumente, die der Körper heranzieht, sich damit im Raum erweitert und ausweitet, mindestens einige der Zusammenhänge zwischen Musikstrukturmerkmalen (linke Kolumne in der Auflistung) und den physischen Reaktionen wirken immer.

Ergotrope Musik war immer schon „Antreiber" für Tanz und Tanzen im Mikrokosmos eines Fingertanzens (wie bei Charlie Chaplin mit seinen Brötchen oder manchen Sitztänzen vom Rollstuhl aus) und im Makrokosmos einer Polka oder eines Rock 'n' Roll.

Was neueste Forschung erst 2015 bewies: Tanzen zu ergotroper Musik bewirkt die Aktivierung von vorher nicht bekannten Hirnarealen mit Nachwirkungen über drei Monate hinweg.

Für alle Klienten, die wir begleiten in Pflege, Sport und Therapie, und die gerade im Bereich der Altenheime, Behindertenzentren und Geriatrien oft zu unverhältnismäßig langen Sitz- oder Liegezuständen neigen und sich selbst überlassen sind, gilt es, diese Forschungsergebnisse (die ja alte Beobachtungen nur bestätigen, „beweisen") in das Angebotsrepertoire zu integrieren: Musik und Bewegung bedeuten in der Kombination, dass ergotrope Musik allein schon über das Vegetativum *und* vielleicht zusätzlich bewusste Lustempfindung Impulshilfen zum Tanzen gibt, die eben bisher in ihrer Nachhaltigkeit unterschätzt waren.

Solche ergotrope Musik einbeziehenden Bewegungsspiele, Sitztänze, Tänze im Liegen, Tänze im Stehen und in Bewegung durch den Raum können wir – siehe Charlie Chaplin – auf kleinen Tanzböden auf der Decke, die uns zudeckt oder auf dem Tablett oder vom Rollstuhl aus in Sitztänzen oder eben in den vertrauten Tanztee-Events erleben – und sie wirken länger nach auf Psyche und Physis als wir dies noch vor einem Jahr wussten.

Im Literaturverzeichnis finden Sie Angaben für CDs mit Begleitheft zu Sitztänzen, die auch als Fingertänze mit liegenden Patienten und natürlich mobilen Patienten getanzt werden können – mit der oben erwähnten nachhaltigen Wirkung auf unser Gehirn.

Da begrifflich die Vitalität eines Menschen nicht nur die Vitalisierung, seine Aktivierung umfasst, sondern auch ihr Gegenteil, die Ruhe und Entspannung, hier die Frage an Sie nach diesem Gegenteil, der „trophotropen" Musik:

Übung für die Leserin:

Welche Musik fällt Ihnen gegenwärtig ein, wenn Sie an Ruhe, an Abspannung, an Entspannung denken?

Und übrigens schon bei diesem Denken oft ruhiger werden, weil sich dann die Musikerinnerung mit der Erinnerung an Orte, Landschaften oder Menschen vermischt, in denen Sie oder mit denen Sie diese Ihre Musik vielleicht hörten.

Eine solche „Musik zur Ruhe" nennen wir in der Musikpsychologie trophotrope Musik (von griech. trophein = Gewebe-Muskeln beruhigend und trope = Hinwendung).

Ihre musikalischen Merkmale und unsere physischen Reaktionen zeigt diese Synopse:

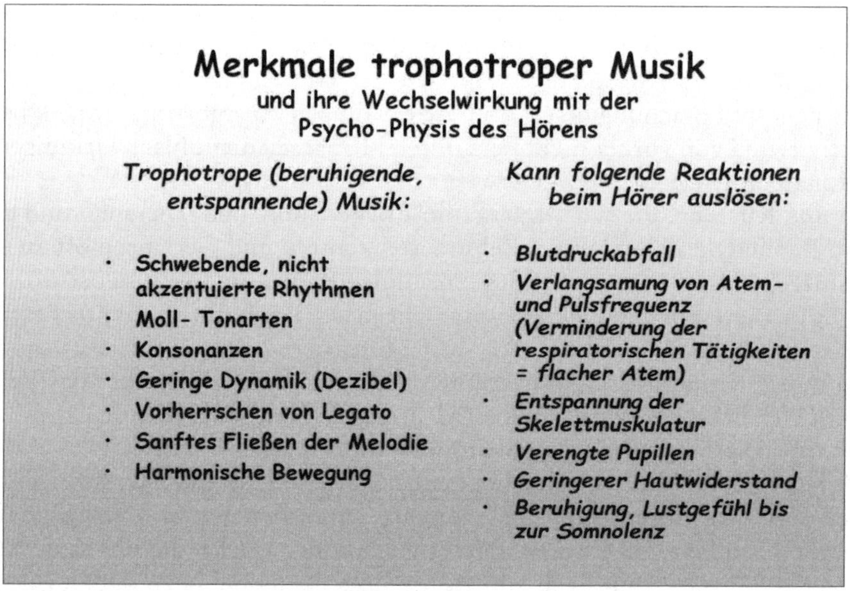

Trophotrop beruhigen wird uns Musik immer dann, wenn sie unseren Parasympathikus, den Vagus, auch „Ruhenerv" genannt, reizt. Der wirkt dann auf unseren Stoffwechsel ein und aktiviert körpereigene Reserven hin zur Ruhe, zu Ent- und Abspannung. Es sind im Körper unserer Klientinnen wie für uns als therapeutische Begleiterinnen Aktivitäten nötig, um zur Ruhe zu kommen bzw. den andern zur Ruhe zu bringen.

Zwischenfazit zum Thema ergotroper und trophotroper Musik in der sozialen Praxis:

Im Spektrum der Institutionen zwischen Altersheim und Universitätsklinik gilt, dass unser Angebot an unsere Klientinnen mit „basal stimulierender Musik“ sowohl stimulieren soll hin zu Aktivierung, zu Vitalisierung von Körper und Seele und ihrer wechselseitigen Beeinflussung (durch ergotrope Musik) als auch stimulieren soll hin zu Ruhe, zu Ent- und Abspannung und in besonderen Settings zu Tiefenentspannung (durch trophotrope Musik).

Gesamtgesellschaftlich jedoch zeigt sich durch zahlreiche Studien ein Phänomen: Während unsere Patientinnen, Klientinnen und Bewohnerinnen, die in stationären Einrichtungen leben, sehr wohl ergotrope Musik benötigen und erwarten, um in der Bewegung eines beschäftigenden Alltags zu bleiben, steigt die Bedürftigkeit nach Ruhe und Entspannung bei Menschen, die im heutigen beruflichen Alltag stehen, dramatisch an. Dies betrifft bereits Schülerinnen und Schüler, deren Berufsalltag die Schule ist, ebenso wie die Erwachsenenwelt in ihrem Alltag.

Soziale Berufe außerhalb des stationären Behandlungsbereichs werden daher ebenso im gleichen Maße zunehmend Behandlungskonzepte für Ruhephasen, für Entspannungsarbeit entwickeln und anbieten, wie das Tempo der digitalen Arbeitswelt und digitalen Freizeitkommunikation mit digitalen sozialen Netzwerken zunimmt.

Im Alltag eines Altersheims wird die Bedeutung ergotroper Angebote von Gymnastik über Tanz zu Musikerleben zur Aktivierung der Bewohnerinnen zunehmen (müssen) – während für das Personal eines solchen Altersheims mit dessen ständiger Arbeitsverdichtung gleichzeitig das Angebot an Ruhe, an Ent- und Abspannungsmethoden für die Prophylaxe und Prävention zugunsten der eigenen Gesundheit zunehmen wird.

Da die „therapeutische Begleitung des therapeutisch orientiert arbeitenden Personals“ wiederum personell niemals mehr ganz von Fachkräften geleistet werden kann, vollzieht sich im Gesundheitsmarkt ein unauffälliger aber tiefer Wechsel: Hogrefe, einer der größeren Wissenschaftsverlage, bereitet vor diesem Hintergrund der „Behandlung der Behandler“ ein erstes Grundlagenwerk vor für die Selbstbehandlungskonzepte aus medizinischer, psychotherapeutischer, psychologischer und künstlerisch-therapeutischer (musiktherapeutischer) Sicht (s. Lit.).

Vor einem Jahrzehnt wäre es undenkbar gewesen, dass Mediziner und Psychotherapeuten Selbstbehandlungskonzepte entwickeln, die ihre Patienten jedenfalls teilweise in die Selbstständigkeit, in die Selbstbehandlung entlassen.

Kleiner Exkurs zum digitalen Zeitalter, in dem wir leben, weil er mit den Funktionen der Musik zu tun hat:

„Alltag“ suggerierte vor dem digitalen Zeitalter die Vorstellung von einem Arbeitsalltag, in dem die Berechenbarkeit der Kommunikation größeren Anteil hatte als die Unberechenbarkeit. Heutige Arbeitsabläufe im Alltag werden durch das immer schnellere Fließen der Kommunikationsströme beschleunigt, gleichzeitig immer mehr unterbrochen, von „Interrupti“ geprägt.

Interruptus, Unterbruch, ist als Begriff eher bekannt aus der Sexualwissenschaft. Inzwischen hat er Einzug gehalten in verschiedene Studien, die sich den Folgen der rasant mehrenden Tempi und Interrupti durch die digitalen Medien widmen (Suchtgefahr, Verlust der Kommunikationskompetenzen, welche längeres ununterbrochenes Lesen oder Miteinander-Reden fordern, Verkürzung der Konzentrationsstrecken usw.).

Unser Hauptproblem ist bereits die Verschiebung lebendiger und direkter Interaktion und Kommunikation miteinander auf die digitale Ebene und in unzähligen Chatrooms flirten und schlafen Menschen miteinander, die immer weniger in der Lage sind, einen Händedruck oder eine Umarmung „life“ auszuhalten.

Die meisten dieser Veränderungen der Wahrnehmung und des Handlungsvermögens spiegeln sich längst auch in der Physis:

- Daumensattelgelenkprobleme sind ein Beispiel für neue orthopädische Krankheitsprofile,
- die Verkleinerung des Sichtwinkels durch ständige Einengung auf kleine Monitore unserer Handys, größere unserer Tablets und Laptops und PCs und die noch größeren der TV-Geräte sind ein Beispiel für Wahrnehmungsveränderungen.

  Der Frontalhirnlappen, der unsere Sichtbreite steuert, verkümmert nach einer Studie der Stanford-University in der „digitalen Generation“ ganz langsam, das Sichtfeld wird eingeengt und damit die Wahrnehmung.
- Die immer selbstverständlicher werdenden Interrupti durch Handyanrufe, SMS, WhatsApp können durch die üblichen Schritte anfänglicher Faszination am digitalen Kommunizieren in die Gewöhnung an diese Kommunikation führen. Von der Gewöhnung geht es hinein in die Abhängigkeit, in bestimmten Zeitintervallen den Ausflug via digitalem Medium nach außen ebenso suchen zu müssen wie den Schluck Alkohol zwischendurch oder die Tablette. Nach der Abhängigkeit folgt sie immer: die Suchterkrankung.

In nicht wenigen Schultüten zum Schulanfang unserer Kinder liegt das erste eigene Smartphone…

Weshalb dies thematisiert wird: Wir haben schon neue Krankheitsprofile, die unserer heutigen Welt geschuldet sind bzw. uns, die wir in diese neuen Abhängigkeiten hineinleben und sie nicht mehr ändern können.

Wir können diesen Abhängigkeiten aber therapeutisch einen Ausgleich bieten durch Erfahrungen mit der basalen Stimulation und mit Musik und ihren therapeutischen Funktionen:

Was wir in Kliniken und Heimen an therapeutischem Repertoire in basalen Stimuli durch Berührung und Musik aufbauten, ständig weiterentwickelten und anwandten, hat längst einen internationalen Markt gefunden, der neben dem offiziellen Gesundheitsmarkt mit seinem staatlichen Monopol der Gesundheitsversorgung einen informellen Gesundheitsmarkt entwickelt hat. In diesen mischen sich jetzt unsere westlichen Prophylaxe- und Präventionsangebote mit Methoden aus dem asiatischen und hier besonders aus der Traditionellen Chinesischen Medizin, um ein salutogenetisches Gegengewicht zur digigalen Kommunikation aufzubauen und in das Behandlungsrepertoire zu integrieren.

Hier ist das Ende des Exkurses mit Gedanken zum digitalen Zeitalter und unserer Gesundheit darin anlässlich der **Funktion der Musik zu Vitalisierung und Entspannung.**

Musik, die unser Empfinden spiegelt (Musik als emotionaler Resonanzgeber)

Erinnerungsspiel für die Leserin:

Kennen Sie die Situation, in der Sie die Empfindung entwickeln: Diese Musik versteht mich? Versteht mich in meinem Glück, in meiner Trauer, in meiner Wut? In meiner Aufbruchsstimmung oder Niedergeschlagenheit?

Oder die Situation zu zweit, in der Sie beide dieselbe Musik hören oder zu ihr tanzen – und die Atmosphäre undenkbar wäre ohne diese Musik?

Versuchen Sie sich an die Musik zu erinnern, die Sie bei Hochzeiten erlebten. Oder bei Beerdigungen. Oder bei Schützenfest-Umzügen durch die Stadt...

Da übernimmt Musik die Funktion des Resonanzgebers: Wir empfinden unsere Empfindung von der Musik gleichsam „gespiegelt“, was bedeutet, dass es in uns „soniert“ (lat. sonare = tönen) und die Musik re-soniert, tönt zurück, was in uns an Affekt tönt.

Umgekehrt greifen wir durchaus auch zu dieser oder jener Musik, um in diese oder jene Stimmung zu kommen oder uns in ihr verstärken zu lassen. Dann – genau genommen – dreht sich das Verhältnis von uns zur Musik: Dann tönt (soniert) erst die Musik und wir re-sonieren.

Je genauer wir die Musikvorlieben unserer Klienten von diesen oder ihren Angehörigen erfragen können und diese dann (ein-)spielen, umso sicherer können wir sein, dass wir den inneren Affekthaushalt unserer Klienten in lebendiger Bewegung und Bewegtheit wissen. Dies gilt besonders bei Klienten, deren Sprache sich langsam zurückzieht oder schon zurückgezogen hat (s. Alterserkrankungen).

Diese Funktion der Musik spielt auch fast immer mit hinein in die anderen genannten Funktionen wie ohnehin die verschiedenen Funktionen der Musik kaum „biochemisch“ sauber isoliert voneinander wirken, sondern die Funktionen sich ergänzen, überlappen, einander verstärken können.

Musik lässt mich träumen, Gutes und Bedrohliches (Musik als Projektionsschirm)

Erinnerungsspiel für die Leserin:

Sie arbeiten gerade als Pflegerin oder Sachbearbeiterin oder Therapeutin in der Klinik und hören im Vorbeigehen oder beim Betreten eines Patienten-Zimmers eine Musik, die Sie unmittelbar an den freien Abend erinnert, an das nächste Wochenende, an den Urlaub, den gewesenen oder kommenden.

Oder Sie träumen gerade von der nächsten Beförderungsstufe und da spielt eine Musik aus dem Radio oder Sie legten „zufällig" eine Musik auf, die Sie stärker, positiv im Aufbruch und in Selbstvertrauen und Selbstsicherheit fühlen lässt.

Natürlich auch, wenn Sie bei einer anderen Musik innere Bilder sehen, die gar nicht in der Realität waren und sind (z. B. unsere Verlustängste gegenüber geliebten Menschen oder Angst um die finanzielle Existenz).

Da wirkt Musik in ihrer Funktion als Projektionsschirm.

Es lohnt sich, über Projektion immer wieder nachzudenken: Stellen wir uns den alten Dia-Projektor vor (wenn Sie zu jung sind, um zu wissen, was das ist, fragen Sie Ältere…).

Da hinein kam das kleine Diabildchen aus Ihrem Urlaub oder mit Ihrem Kind beim 1. Geburtstag – und erscheint vielfach vergrößert an der Wand, wird projiziert (lat. projacere = nach vorne werfen).

Diesen psychischen Vorgang machen wir dauernd und die Bilder in uns werfen wir innerlich auf große menschliche Wände außen um uns – die es meistens nicht gibt. „Sie haben was gegen mich!" stellt sich oft genug als eigener Widerstand gegen das Gegenüber heraus, das mitnichten etwas „gegen mich hatte".

Und was projizieren wir nicht alles in stehende Bilder im Museum, in Märchen- und Romangestalten – und eben in die Klangwelten der Musik.

Praxisbeispiel:

Ein 82jähriger Bewohner eines Altenheims ist normalerweise zurückhaltend, wortkarg – aber mit ihm Richard Wagner zu hören, verwandelt diesen Mann in einen Helden, einen Halbgott, einen Sieger.

Mit ihm sprach ich dann über erlebte Höhen in seinem Leben – und ungelebte, ersehnte, nie erreichte. Versöhnung mit dem Lebenskonzept eines hochbetagten oder todesbedrohten Menschen ist eine der Hauptaufgaben unserer Gesellschaft und Musik kann eine zentral wichtige Schlüsselfunktion einnehmen, indem sie Seelen aufschließt.

Musik fürs Hirn
(Musik als neuronaler Stimulus)

Übung für die Leserin:

Gibt es eine Erinnerung an Situationen, wo Ihnen die Musik völlig egal war – und Sie das, was kam, schlicht als „Beschäftigung“ hörten, um wach zu bleiben? Musik, der Sie nicht zu-hörten, sondern sie nur hörten wie aus einem Hintergrund heraus, den Sie gar nicht näher kennenlernen wollen?

Solche Musik fungiert auch als basale Stimulierung für unsere Neuronen und nimmt dabei nicht den hohen Rang der Basalen Stimulation ein, wie sie als Methode und persönliche Position bei Pflegerinnen im Altenheimalltag, im Behindertenheim angetroffen werden kann und die zur therapeutischen Begegnungsgestaltung führen kann.

Therapeutisch eingesetzt wird Musik in ihrer Funktion als neuronalem Sinnenstimulus z. B. in Kliniken für Patienten mit erworbenen Hirnverletzungen, auch in Spezialstationen für komatöse Patienten. Musik wurde (und wird immer noch) meist während der Nachtstunden als „Beschallung“ eingesetzt, wenn die Geräusche, Klänge und Töne des Alltagsbetriebs verstummt sind und das Hirn zu wenige Reizquellen hat, um in seiner minimalen Funktion fungieren zu können.

Musik als reine Beschallungsquelle wurde und wird immer noch leider relativ wahllos „eingesetzt“ und zwar gleich für mehrere Patientenzimmer oder gar ganze Stationen.

Wie dies Verb „einsetzen“ schon ausdrückt, wird Musik dann als Teil eines Mechanismus gesehen: Wenn das Hirn beschallt wird mit Musik, dann ist die Gewähr größer, dass die hirnelektrische Aktivität, die zum Leben nötig ist, in Gang gehalten wird.

Diese Kausalität ist natürlich nicht zu bestreiten, aber mit solchen Maßnahmen der Musik als Beschallungsquelle und Sicherung der neuronalen Hirnaktivität wird die einzelne Person und ihre musikalische Sozialisation nicht berücksichtigt.

Musik kann dabei sehr wohl „zwangssozialisierend“ wirken und der Patient kann sich nicht wehren gegen Klänge, gegen die er sich früher im Zustand des Wachbewusstseins gewehrt hätte.

Nichtsdestotrotz ist eine musikalische Begleitung, die die Individualität der Patienten-Persönlichkeit berücksichtigt (s. Fragebogen für Angehörige im Anhang), eine enorm effiziente Möglichkeit für den Patienten, Teile früherer Lebensqualität vermittelt zu bekommen und, je nach Behinderungsdimension bei erworbenen Hirnverletzungen, auch seine Aktivität und Entspannungsfähigkeit zu fördern.

Musik, die uns trägt (Musik als Container)

Übung für die Leserin – wieder als Erinnerungsspiel:

Erinnern Sie sich an eine Musik, mit der Sie sich geborgen, geschützt, angenehm erfüllt fühlen – und die Sie ab und an gezielt hören, um sich so fühlen zu können?

Bei der Funktion, die Musik als Container einnehmen kann, geht es dabei nicht um die ganz große Empfindungsdimension wie bei der transzendenten Funktion der Musik, sondern um eine „diesseitigere".

Containing (von engl. to contain = halten) meint im pflegerisch-therapeutischen Bereich des Gesundheitswesens die Funktion der therapeutischen Begleitung für den Patienten, der pflegerischen Begleitung, meint sein Aufgehobensein, Beschütztsein und Begleitetsein durch eine kompetente, empathische Persönlichkeit.

Die Pflegerin, die einfaches Waschen zur therapeutischen Begegnung umgestaltet durch das Wissen um basale Stimulationen, die Therapeutin, die Heilerziehungspflegerin und Heilpädagogin ist der Container, die den Patienten Haltende.

Diese Funktion kann Musik natürlich nicht für sich allein übernehmen, aber manche Musik löst beim hörenden Menschen eine ähnliche Empfindung aus, weil sie die drei Bedürfnisse erfüllen kann, wie sie uns sonst als Kompetenz bei einer empathisch arbeitenden Begleiterin begegnet: Bergen, Schützen, Halten – worauf unsere Klienten mit dem Empfinden reagieren, geborgen, geschützt, gehalten zu sein. Es ist meist trophotrope Musik, die uns „hält", uns Begleiterinnen und unsere Klienten.

Hier – wie immer im therapeutisch orientierten Arbeiten mit Musik – geht es nie um Musik, die wir selbst, persönlich als Container empfinden, sondern im Idealfall um die Musik des Gegenübers, das sich von dieser Musik schon öfter im Leben halten ließ.

Wo wir weder unsere Klienten noch ihre Angehörigen befragen können, experimentieren wir dann und fühlen uns in das Gegenüber ein, bieten eine erste Musik, eine zweite, eine dritte in kurzen Sentenzen an – und sammeln die Körpersignale unserer Patienten, Klienten und Bewohner, mit denen sie auf die Musik reagieren. Und unsere Intuition, unsere geschulte Beobachtung, unsere Sensibilität wird erfahren können, welche Musik an unseren Patienten „appelliert", sich geschützt, gehalten, „containt" fühlen zu können.

Musik der Anderen (transkulturelle Funktion)

Es geht um Musik für Migranten. Die „Musik der Anderen“ wird in unseren Heimen und Kliniken im fortschreitenden 21. Jahrhundert immer wichtiger werden: Wenn Menschen mit Migrationshintergrund (siehe die gegenwärtigen Völkerwanderungen aufgrund der Flüchtlingsströme) in die therapeutisch orientierten Institutionen wie Altenheime kommen oder in Institutionen, welche Kinder und Jugendliche mit Migrationshintergrund und damit einer anderen kulturellen Prägung begleiten.

Dort werden wir uns ebenso bemühen, die Musik kennenzulernen und in unsere musiktherapeutisch orientierte Beziehung zu integrieren, aus der unser Gegenüber kommt. Musik, die er liebte, mit der er sich seelisch ernährte und seine kulturelle Identität fühlte.

Zu den bekannt gewordenen Fallgeschichten gehört die Gruppe in einem Altenheim, in der sowohl die hochbeliebten Sitztänze des Bundesverbandes Seniorentanz e. V. getanzt wurden als auch zur Musik einer afghanischen Gruppe mit Perkussion, Flöten und Gesang. Zu letzterer wurde ebenso gerne in Zweiergruppen vom Rollstuhl aus und in Kleingruppen (vom Stand aus) freier Ausdruckstanz improvisiert und der ganze Körper geriet in Bewegung.

Basale Stimulation geschieht immer, bei jeder Art von Musik, weil jede Musik durch ihre Schallwellen die Hautoberflächen berührt. Diese Berührungen werden vielfach verstärkt durch die synchrone Bewegung von Tanzenden, auch wenn sich „nur“ die Finger berühren.

Die Fragen-Vorschläge auf den Patientenfragebögen im Anhang sind so offen formuliert, dass wir unser Gegenüber oder seine Angehörigen befragen können und eine „musikalische Biografie“ erstellen, ob dieses Gegenüber nun aus dem Nachbardorf kommt und ähnlich geprägt ist wie wir selbst oder aus einem arabischen oder afrikanischen Land.

Wir, die wir unsere Klienten mit zunächst ihrer und in zweiter Linie erst unserer Musik begleiten, werden bei dieser Erfragung der musikalischen Sozialisation des Menschen mit Migrationshintergrund dabei eigene Wunder erleben, was es für spannende, interessante Musik von ganz woandersher gibt. Musik, die uns schon deshalb bewegt und berührt, weil wir dabei sein dürfen, wie sie unsere Klienten bewegt und berührt und ein wenig mehr hier die frühere Heimat empfinden lässt. Und oft genug diese frühere Heimat leichter verbinden lässt mit der Fremde, in der sie jetzt leben durch die „Transkulturelle Funktion“ der Musik.

Der aus Iran stammende, in Teheran und Heidelberg ausgebildete Musiktherapeut Seyed Reza Riazy macht mit Demenzkranken in Deutschland reiche Erfahrungen sowohl mit der Musik aus diesem Kulturkreis als auch der aus seinem.

Er wird eines nicht fernen Tages von Bachs Brandenburgischen Konzerten angefangen über Heintjes „Mama“ und Pop bis zur reichen Musik der arabischen Kultur ein Repertoire zum Hören und Spielen anbieten können, das seine Klientel aus ganz verschiedenen Ländern notwendig braucht zur individuellen Identitätsbestätigung. Und als notwendige Hilfe, um Brücken zum Anderen, zur Gruppe bauen zu können. Notwendige Hilfe durch die transkulturelle Funktion der Musik ist oft eine Not wendende Hilfe. Wir sind es, die Helferinnen, die das musikalische Material dafür recherchieren und aufbereiten zum gemeinsamen Hören oder Singen.

Die transkulturelle Funktion erlaubt uns den Transitweg zur Musik des Gegenübers. Und diesem – vielleicht – auch den Transit zu unserer Musik.

Das hängt nicht von der Musik ab, ihrem Stil, ihrer Tonalität, ihrer Gattung. Ein solcher Transit hängt ab von der Beziehung, die wir zu unserem Klienten haben und dieser zu uns.

Inter-esse (lat.) bedeutet Dabeisein. Dies reicht für die musiktherapeutisch orientierte Begleitung von Migranten: Wenn sie spüren, dass wir bei ihrer Musik auch „dabei sind“, sind sie auch bei uns mehr dabei.

Es ist nicht Ziel, den Transit von ihnen zu unserer Musik zu ermöglichen. Aber es geschieht oft in den bisherigen gemischten Gruppen mancher kleiner Chöre in den „Singenden Krankenhäusern“, dass das singende Personal mit seiner immer internationaler werdenden Besetzung nicht nur sich mischt, sondern auch das Musikprogramm. Und für wen wird es gemacht? Für wen wird in den „Singenden Krankenhäusern“ und musiktherapeutisch orientiert arbeitenden Altenheimen und Palliativstationen gesungen oder gespielt? Für eine Klientel, die sich ebenfalls immer mehr mischen wird.

Wir brauchen dann keinerlei Angst davor zu haben, dass wir hüben (Personal, Therapeutinnen, Pflegerinnen) wie drüben (Klientel in den Einzelzimmern und Gruppenräumen) unsere kulturellen Identitäten aufgeben müssen, wenn wir neugierig auf die Musik der Anderen sind. Wir werden beiderseits nur reicher an Erfahrung mit der grenzüberschreitenden Musik.

Grundsätzlich reden und schreiben und forschen wir schon lange mit der Beobachtung der Grundeigenschaft der Musik, Grenzen zu überschreiten. Dieses „crossing borders“ basiert wurzelhaft auf der Grundbeziehung des Menschen zur Hörwelt, mit der wir bereits intrauterin wachsen und die uns mit jenem phänomenalen Gedächtnis mit der Geburt in die Außenwelt entlässt. Sie lässt uns die Stimme der Mutter, des Vaters im Chaos der neuen hörbaren Welt sofort wiedererkennen (letzterer, wenn er denn nahe genug am Bauch der Mutter erzählte, möglichst viel im Singsang erzählte).

Wir kommen mit der Erfahrung von unendlich viel Variationen des Rhythmus des Herzschlags unserer Mutter und ihrer weiteren Körperakustik als erstem Konzertsaal unseres Lebens zur Welt. Wir lernten vor der Geburt die Welt von unterschiedlicher Kraft gefüllt kennen zwischen leisem Legato und lärmendem Staccato.

Gleichzeitige Klänge, Akkorde und die überall schwingenden Melos-Teile oder Melodien prägten uns vor – für das hineingeboren Werden in unseren Kulturkreis mit seiner Musik.

Die Musik der Anderen

Je nach sozialer Umgebung lernen wir dann „andere Musik“ als „Musik der Anderen“ kennen. Betagte und Hochbetagte in unserer Gesellschaft sind noch vergleichsweise im engen Rahmen „ihrer Musik“ ihres Landes oder auch nur ihres Landstriches aufgewachsen. Aber schon die Lieder und die Volksmusik in Schleswig-Holstein zeigen ihre eigenen Strukturen ebenso wie die Bayerns.

Shanties im Allgäu und Jodler an der Ostsee finden sich erst heute, wenn wir reisen und „unsere Musik“ mitnehmen auf CD-Player, MP3 oder dem Smartphone.

In der Jugend heutiger Betagter und Hochbetagter war es schon eine „typisch andere Musik“, wenn sie französische Chansons oder Dixies oder den Cool Jazz aus USA hörten, war die „andere Musik“ typisch für ein anderes Land.

Bis in die 60er und 70er Jahre war die Musik Asiens eher Musikwissenschaftlern bekannt, die Musik Lateinamerikas und Südamerikas überwiegend bei denen, die in den Tanzschulen die Öffnung musikalischer Grenzen erlebten oder die zu Bands tanzten, die ein ungewöhnlich breites Repertoire spielten, ein „grenzüberschreitendes“.

Heute haben wir mit den Strömungen der Pop-Musik eine erste Musikstilrichtung, die den ganzen Erdball umzieht, weil sich alle Hörerinnen dieser Erde in dem meist durchgezogenen Grund-Beat (beat = Schlag) wiederfinden. Denn wir haben alle diesen voraushörbaren, voraussehbaren Grundschlag als Prägefaktor im Mutterleib erlebt.

Der Musikpädagoge Klausmeier erklärte das Phänomen des Pop von den frühen Beatles bis zu Metal und Rap heute so: Jugend, die auf immer weniger Werte und (hilfreiche) Normen in der Gesellschaft trifft, die sich ununterbrochen für immer Neues entscheiden soll, was früher von anderen entschieden wurde (Berufsrichtung, Religion, Einbeziehung von Sexualität, Anteile von direkter Begegnung oder virtueller Kommunikation) *sucht* in der Musik das Berechenbare, das Voraussehbare bzw. Voraushörbare.

Viele geraten bei dieser Suche nach Strukturen, nach Werten und Normen, die es zu leben lohnt, in die Sucht. Jede Sucht hat als Hintergrund eine (bisher vergebliche) Suche nach Struktur.

Wiederholung macht sicher, macht vertraut, gibt Struktur. Neues, zu viel Neues, immer wieder Neues, zwingt in Unverbindlichkeit, in Unentschiedenheit, in Orientierungsarmut bis Mutlosigkeit.

ABER kein musikalischer Teilbereich lebt lange ohne sein zugehöriges Gegenteil. Gleichbleibendes, immerwährendes, sich wiederholendes Musikrepertoire engt ein, lebt wieder auf durch sein Gegenteil.

Beispiel:

Orientierungsarmut oder Desorientiertheit können wir ausgleichen, indem wir mit dem Menschen diejenige Musik hören oder mit ihm singen oder für ihn spielen, die ihm vertraut ist, die ihm Vertrauen wieder holt durch Wiederholung. Gleich ob dies Pop ist oder ein Kirchenlied.

Zeigt unser Klient Zwangsstörungen und kommt aus seiner seelischen Enge nicht heraus, sucht immer dasselbe, auch in der Musik – Enge hängt immer mit „Angst“ zusammen – dann bieten wir ihm vielleicht eine kleine Zweier-Improvisation auf einer Trommel an, mit der wir ihn abholen können mit einem gewünschten, gleichmäßigen Rhythmus, den wir dann langsam aufweichen und hinüberführen in offenere Strukturen eines Dialogs.

Oder wir spielen oder singen unserem eingeengten Klienten nach einer ihm vertrauten Musik „etwas Neues“. Wenn die Beziehungsgrundlage zwischen unserem Klienten und uns eine gute, vertrauensvolle ist, dann wird das Neue auch angehört werden – und wirken.

„Fürspiel“ nennt der Musiktherapeut Tonius Timmermann diese älteste Form der Musiktherapie, in der ein Mensch für einen anderen spielt.

Musik, die ein Stück Ewigkeit ahnen lässt (transzendierende Funktion)

Erinnerungsspiel für die Leserin

zu einer Musikfunktion, die für viele als größtes „Geschenk“ gilt, weil sie uns vorübergehend diese Welt, in der wir leben, verlassen lässt und begleiten kann in eine andere Welt.

Beginnen wir mit einem Hör-Raum, der immer weniger genutzt wird, aber dort, wo diese Nutzung geschieht, oft wirkt:

Sie sitzen in einer Kirche und hören Musik – und vergessen dabei die Zeit und den Platz, auf dem Sie sitzen, Sie schließen die Augen und merken kaum mehr die Körpergrenzen, fühlen sich aufgehoben und geborgen, dem näher, was wir mit Himmel oder anderen Wörtern zu umschreiben versuchen.

Oder Sie sitzen auf einer Parkbank oder liegen auf einer Wiese oder am Strand, Hauptsache, Sie hören nur Naturmusik um sich herum – und/oder über Kopfhörer eine sie tangierende Musik – da kann Sie dieses Gefühl der Wärme, der Geborgenheit, des Getragenwerdens ebenso füllen und erfüllen und davontragen, obwohl sie sitzen oder liegen bleiben.

Transzendenz ist die Überschreitung unserer sinnlichen Wahrnehmung in neue Räume, die eben die Sensorien, die die Reize für uns von außen normalerweise aufnehmen und verarbeiten, nicht aufschließen. Der Begriff der Transzendenz (von lat. transcendere = hinübergehen) umfasst jenes Hinübergehen unseres Bewusstseins in eine andere „höhere“ Welt ohne Raum und Zeit. Christen und andere Religionen, die in Diesseits und Jenseits unterscheiden, in diese und „Anderswelten“, verstehen unter dieser Zeit die Ewigkeit. Andere verstehen darunter den Kosmos u. a.

Diese „Ewigkeit“ oder etwas „Göttliches“ streift den Menschen auch mitten in dieser Welt: Als der 12jährige Yehudi Menuhin 1929 auf einer Stradivari-Geige in der Berliner Philharmonie Violinkonzerte von Bach, Beethoven und Brahms gespielt hatte, schilderte der Dirigent Bruno Walter sich selbst und schildern andere ihn hinterher als „wie von Sinnen“ und Albert Einstein sagte zu denselben Hör- und Seheindrücken des spielenden Kindes den berühmten Satz „Nun weiß ich, dass es einen Gott im Himmel gibt“.

Dies ist ein plakatives Beispiel. Die meisten Erfahrungen mit transzendierender Musik ereignen sich in sakralen Räumen der Kirchen in still dasitzenden Menschen, die sich „wie weggetreten“ erleben. Oder sie ereignen sich im Zimmer eines Altenheims, wenn die Musik einen hörenden Menschen fühlen lässt, was nicht von dieser Welt ist, was ihn sich vorübergehend „heil“, „holy“ fühlen lässt, was sprachgeschichtlich immer mit „ganz, Ganzheit“ zusammenhängt. Das kann ein von ferne hergewehter Melodieteil sein oder eine Folge von Klängen, die den Menschen mitten in seinem Leben darüber hinausgehendes empfinden lässt.

Allen, die Musik als transzendierendes Medium erlebt haben, ist gemeinsam diese Empfindung von getragen werden, von Auflösung der Körpergrenzen und des Zeitempfindens. Die Neurophysiologie fügt im Blick auf solche Zustände die Ausschüttung von Beta-Endorphinen (Glückshormonen) hinzu.

Die großen Werke der Kirchenmusik unseres Kulturkreises oder auch nur ein besonders wichtig gewordenes Lied, in dem es um Vertrauen und Liebe und Geborgenheit geht, sie begleiten unsere Seele in einer solchen Situation aus der Situation heraus und in ungeahnte Empfindungswelten hinein. Oder in Empfindungswelten hinein, in denen wir etwas von dem zu ahnen beginnen, was Ewigkeit ist oder sein könnte.

„Als ob die Englein singen“ ist eine Metapher für eine Welt, die mit Musik aufgeschlossen werden kann und die eine sehr wichtige, manchmal zentrale Welt der heutigen Betagten und Hochbetagten ist.

Überraschenderweise reagieren oft auch kirchenferne Menschen dann, wenn sie eine Eintrittskarte z. B. für ein Konzert mit Giora Feidmans Klezmer Musik oder mit einem russischen Kosakenchor kauften, mit dieser sie selbst überraschenden „Auflösung von Raum und Zeit“. Beide, Feidman und Kosakenchöre, und viele andere konzertieren gerne in Kirchen und natürlich trägt ein sakraler Raum einer Kirche, selbst wenn dieser inzwischen säkularisiert wurde, etwas Entscheidendes zu dieser Transzendenz bei: Der Raum, in dem wir Musik erleben, ist immer auch das Kleid für die einzelnen Töne und ein kleiner Raum wirkt anders als ein gotisches Kirchenschiff mit Blick auf den Altarraum.

Musik aus diesem sakralen Bereich kann aber auch den Menschen im kleinen Bewohnerzimmer oder Patientenzimmer erinnern an diese großen Räume großer Musik.

Wie wir heute durch die Hirnforschung in Verbindung mit den digitalen Forschungsinstrumenten u. a. durch Tomographen wissen, kann Musik die damals starken Empfindungswelten re-aktivieren in ähnlicher Stärke wie damals – durch die Entdeckung der Spiegelneuronen und der Erkenntnis ihrer Funktionen: Äußere Reize (wie ein Kuss auf der Kinoleinwand oder eben Musik oder bestimmte Hautreizungen in der Basalen Stimulation) können innere Reize erinnern und Bilder aus der erlebten frühen Vergangenheit re-aktivieren.

Eine Phase in unserer frühesten vorgeburtlichen Entwicklung wird tiefenpsychologisch die Phase des „fetalen Narzissmus" genannt, wo wir also ohne Bewusstsein von Raum und Zeit eine Befindlichkeit von Allmacht vermuten, ein Sein, in dem wir das Zentrum des Kosmos sind – ohne jede Verantwortung.

Ein einfaches, ruhiges rhythmisches Abstreichen des Fußes oder Handgelenkes mit abschließendem längeren und stärkeren gleichbleibenden Druck auf dem Knochen (ein Baustein der Orgonomie-Massage-Methodik) in Verbindung mit dem Summen oder Singen der Therapeutin kann das Körpergedächtnis an frühstkindliche Entspannungszustände (Homöostase) erinnern – und den ganzen Menschen ab-spannen sowie sein Wachbewusstsein verändern (verändertes Wachbewusstsein, VWB) und in eine erholsame Trance begleiten (s. Kap. 1, „Behandlungstrias").

Es ist immer eine Trance, die unsere Befindlichkeit in einen transzendierenden Zustand gleiten lässt.

Auch die Hörwelt in der Natur ist ein Raum, in dem uns diese transzendierende Wirkung erfassen und vorübergehend „hinübergehen" lässt in eine Anderswelt.

Was weiter in Verbindung mit dieser transzendierenden Wirkung von Musik entdeckt wurde: In den Methoden der Tiefenentspannung wirkt eine solche transzendente Erfahrung manchmal noch einige Stundenlang positiv nach – sowohl physisch wie psychisch wie geistig.

Menschen, die oft für sich allein Musik hören oder spielen, achtsam ausgewählte und sorgsam (ein-)gespielte Musik, können diese Erfahrung mit der transzendenten Wirkung der Musik außerhalb jeder Therapie mit Gesundheitsbedürftigkeit auch Zuhause oder in einer auf Reisen entdeckten Landschaft oder bei einem Naturschauspiel erleben.

Was wir in der Natur und ihrer Klangwelt erlauschen können – oder was uns im sakralen Raum einer Kirche dazu bringt, dass unser Hören ein Zuhören wird, währenddessen wir uns „erhört" fühlen dürfen von dem Kosmos, dessen Teil wir sind – es wird meistens als ein Geschenk empfunden. Als ein Entgegenkommen, für das wir nichts weiter als Bedingung erfüllen müssen als unsere innere Öffnung dafür.

Funktionen der Musik in der Psyche und Physis des Menschen beim Hören (rezeptiv) und spielen (aktiv)

Grundfunktionen

- Entsprechungsfunktion („Diese Musik versteht mich“)
- Komplementärfunktion („Diese Musik macht mich rund“)
- Kompensationsfunktion („So wie sie klingt, möchte ich sein“)

Spezielle Funktionen

- Übergangsfunktion („Musik schafft einen Übergang, erinnert mich an Personen, Orte, Situationen“) und Funktion im intermediären Raum („Musik schafft einen Übergang zu meinem jetzigen Gegenüber“.)
- Funktion als Vehikel (Morgengymnastik, Jogging, Musik verstärkt etwas, dient etwas anderem)
- Funktion als soziokulturelles Ordnungssystem („Diese Musik lässt mich zu der Gruppe gehören“, s. Peergroup in der Pubertät, s. Schützenverein, Chor)
- Funktion als Ressource für Vitalität und Entspannung (Ergotrope Musik: „Diese Musik macht mich wach, aktiv“, trophotrope Musik: „Die entspannt mich“.)
- Emotionaler Resonanzgeber (s. Grundfunktion oben „Diese Musik entspricht mir“)
- Funktion als Projektionsschirm („Die Musik lässt mich träumen: Gutes und Bedrohliches, Erhöhendes, Erniedrigendes“.)
- Funktion als neuronaler Sinnenstimulus (Musik zur Aktivierung der Hirnelektrizität)
- Funktion als Container („Musik, die mich hält, trägt“.)
- Transkulturelle Funktion (Musik, die Sprach-und Kulturgrenzen überschreitet und Ethnien verbindet)
- Transzendierende Funktion („Musik, die mich diese Welt vergessen und eine ewige danach ahnen lässt“)

Kunst ist gestaltete Gegenwart.
Peter Petersen

14. Beispiele für weitere Funktionen der Musik – am Beispiel musiktherapeutisch orientierter Arbeit in einem Altersheim

(nach Dorothea Muthesius, s. Lit.)

Die nachfolgenden Funktionen lassen sich übertragen auf Institutionen der Heilpädagogik, der Heilerziehungspflege, der Kliniken und auf Wohngruppen für Patienten mit erworbenen Hirnverletzungen u. a.

Beispiele für Funktionen der musiktherapeutischen Begleitung des 3. und 4. Lebensabschnitts

Frau Emden

Musiktherapiespezifische Effekte	Trost, Orientierung an Vertrautem; Erhalt der Ressource "Kulturpraktiken"; Intermediäres Objekt; gemeinsame "kulturvolle" Tätigkeit; Leistungsstress
Einfluss auf die Versorgungsstruktur	Besuch erhalten, Stützung der Autonomie

Beispiele für Funktionen der musiktherapeutischen Begleitung des 3. und 4. Lebensabschnitts

Frau Taubert

Musiktherapie-spezifische Funktion	- Ablenkung von Verlusten und Ängsten - Umlenkung auf Nacherleben schöner Lebenserfahrungen - Angstlinderung - Stimmungsaufhellungen - Steigerung des Selbstwertgefühls durch Reaktivierung von alten Fähigkeiten
Musiktherapieunspezifische Funktion	- Dankbarkeit für Intensität des Zuhörens - Verständnis für die Realität der Ängste der Wahnvorstellungen - Mitleid und Trost erfahren, statt zurechtgewiesen oder überhört zu werden

Beispiele für Funktionen der musiktherapeutischen Begleitung des 3. und 4. Lebensabschnitts

Herr Dopler

Musiktherapieunspezifische Funktion	Wochenstrukturierung
Einfluss auf die Versorgungsstruktur	Einziger gelingender nicht-funktionaler Kontakt

15. Vom Leben in end-losem Leiden durch End-losigkeit

Annäherung an das therapeutische Denken von Viktor E. Frankl an Beispielen von Musik auf Pflegestation, Station für Patienten im Wachkoma, Flüchtlingsheim, Palliativstation und Hospiz u. a.

Aus der Pflegestation des Eilenriede-Stiftes Hannover:

Frau G. ist mit 79 Jahren in relativ rüstiger Gesamtverfassung in das Stift eingetreten, das sich auf die Begleitung des Seniums spezialisiert mit den Möglichkeiten der Pflege und Intensivpflege bis hin zu einem würdigen Sterben. Sie hatte widerwillig ihre Vier-Zimmer-Wohnung mit edlem Biedermeiermobiliar verlassen müssen, weil sie alleinlebend das Trinken vergessen hatte, dehydrierte und die durcheinander geratende Körperchemie sie mehrfach stolpern ließ. Das letzte Mal mit der Folge eines schlecht verheilten Oberschenkelhalsbruchs. Mit dem Auszug aus jahrelangen, jahrzehntelangen gewohnten und bewohnten privaten Räumen in ein Heim, gleich ob im Stil eines Vier-Sterne-Hotels oder eines Pflegeheims in der Provinz, beginnt, was der Begriff „Deprivation“ umschreibt (früher Hospitalisierung). Dem Privaten folgt nun das Gegenteil: Die De-privation, die sich je länger umso mehr seelisch einprägt und das verdrängt, verkümmern lässt, was Viktor Frankl das „Geistige“ nennt.

Frau G. ist heute 92 Jahre alt, ist seit ihrem 90. Geburtstag in einer höheren Pflegestufe und klagte in den ersten Monaten nach dem 90. Geburtstag, in denen sie noch sprach, darüber, dass sie endlich das Leben beenden wolle – und nichts geschehe. Weder ihr Körper ließe sie sterben noch der liebe Gott noch die Medizin…

Seit acht Monaten spricht Frau G. kein Wort mehr zu den Pflegerinnen und Pflegern, verweigerte jede Kommunikation mit Tochter und Sohn, die in zweimonatigen Abständen von weiter her anreisten. Frau G. wirkte jedoch nicht absent, nicht wie weggetreten, sondern voller stillem Vorwurf gegen Gott und die Welt und die Menschen, die ihr begegneten und ihr in verlässlicher, aber stereotyper Regelmäßigkeit den pflegerischen und medizinischen Service angedeihen ließen.

Nach der Phase des Unmutes, dann des Vorwurfs folgte die der Resignation und Frau G. zog innerlich um, indem sie sich völlig zurückzog und keine beobachtbaren Signale von Vitalität zeigte. Sie schien die Augen für immer geschlossen zu haben. Frau G. verkümmerte, ohne sterben zu können und ohne eine erklärende Diagnose etwa der progredierenden Demenz oder schwerer Altersdepression. Ihre Kinder berichteten, wie sich das Gefühl von einer völligen Unkenntnis des Endes von ihrer Mutter auch in ihnen selbst ausweitete und sie lähmte.

Eine Praktikantin, die musiktherapeutische Kompetenz in ihrer Ausbildung aufgebaut hatte, bat um einen „Besuch mit einem Ton“ auf der Klangschale, mit der sie verschiedene Menschen in ihren Zimmern aufsuchte zwischen den Zeiten der Ess-Hilfe, der körperhygienischen Maßnahmen usw.

Sie spielte die Klangschale (Durchmesser von 35 cm, also mit reichen Ober- und Untertönen im Gesamtklang) zunächst auf einem Tablett mit Filzdecke an, das auf ihrem eigenen

Schoß lag. Sie spielte aus vorangehender Stille heraus, schlug die Klangschale leise an und ließ den Ton langsam ausschwingen – in eine neue Stille hinein.

Den zweiten Ton der Klangschale übernahm sie mit ihrer Stimme und sang dabei halblaut den Nachnamen von Frau G., in dem nach dem Anfangsbuchstaben ein „O“ folgte, dann ein weiches „S“.

Beim dritten Ton und dem gesungenen Namen öffnete Frau G. ihre Augen, wandte den Kopf in Richtung Klangschale und wisperte nach Monaten des Schweigens ein einziges Wort, das die Praktikantin nicht verstand. Sie neigte sich nah an das Ohr von Frau G. und sang leise auf dem gleichen Ton, auf dem sie zur Klangschale zuletzt den Namen Frau G.s gesungen hatte, ein vorsichtiges „Bitte nochmal, was sagten Sie?“ und hörte die auftauchende Stimme von Frau G. eben mit demselben Wort, mit dem sie gefragt hatte.

„Nochmal“.

Die Praktikantin wiederholte: Das Spiel aus der Stille nur mit der Klangschale, dann dazu mit summender Stimme, dann mit dem Namen Frau G.s und wieder Stille. Und wieder ließ sich Frau G. hören. „Nochmal.“ Diesmal mit einem „bit-te“.

Dieses Kapitel führt ein in die Frage, wie das quälende Gefühl von End-losigkeit und einhergehendem endlosen Sinnverlust aufgefangen, ausgeglichen werden kann durch Musik. Im Falle von Frau G. durch das Spiel mit einem einzigen Ton.

Dieses Kapitel widmet sich dem Leben mit chronischer Krankheit, mit lebenslanger Behinderung bzw. – wie bei Frau G. – dem Leben derer, die ihr Leben nicht mehr leben wollen und dessen Endlosigkeit nicht aushalten. Und natürlich thematisiert das Kapitel das „Medikament Musik“.

Wir beschäftigen uns damit aus der Perspektive von Viktor E. Frankl (1905–1997) heraus, einem jüdischen Psychiater, dessen Werk die Psychotherapielandschaft nach 1945 und bis heute wesentlich durch seine Psychotherapie veränderte.

Einige Jahre nach Viktor Frankls Tod entdecken die Vertreter seiner Schule in einer Gesellschaft mit einem scheinbar überladenen Namen die Musiktherapie (Gesellschaft für Logotherapie und Existenzanalytische Psychotherapie). Und wir in der Musiktherapie, Kunsttherapie, Poesie-Therapie u. a. künstlerischen Therapien entdecken die Theorie und Praxis der Logotherapie (griech. logos = das Wort) von Viktor Frankl als einen der wichtigsten Beiträge zur Wirkungsforschung auch der Musik in therapeutischen Zusammenhängen. Eine Forschung, die gegenwärtig noch stark von der Neurobiologie und Psychologie dominiert wird.

Logotherapie meint nun nicht einfach die Einbeziehung des Wortes in die therapeutische Beziehung etwa so, wie Musiktherapie die Einbeziehung von Musik und deren Bausteinen in die therapeutische Beziehung meint. Das Ausdrückenkönnen mit Worten, das bewusste, künstlerische Gestalten mit Worten kann auch als Teil eines Handlungsrepertoires zur Logotherapie gezählt werden. Bedeutender aber ist die Logotherapie in ihrer Dimension: Das Leiden eines Menschen, seine Pathologie soll im Sinne einer Dia-Gnostik, eines Durch-Blickes durch die Pathologie, den Sinn, den Logos für dieses Leiden, diese Pathologie erkennen können.

Frankl grenzt sich vom Psychologismus ab, von jeder einseitigen Überbetonung psychologisierenden Denkens um die Psyche des leidenden Menschen herum. Weil Psychotherapie auch „vom Geistigen her" erfasst sein will, wollen wir den Sinn hinter dem Leiden verstehen lernen und diesen Sinn, den Logos, mit in die Therapie einfließen lassen.

Wie geht das? Sinn einfließen lassen in die Therapie? Sinn kann von unseren Klienten und Patienten nicht von außen angeboten und dann rezipiert werden. Die Therapeutin, der Therapeut kann nicht dem Leben des Gegenübers Sinn vermitteln. Er kann nur Bedingungen schaffen, dass sich dieses Gegenüber, egal ob im Altenheim oder in der Palliativstation, in der Kinderonkologie oder im Hospiz, auf die Suche nach dem Sinn in seinem Leben macht, ihn selbst findet.

Da setzen die künstlerischen Therapien an, die Musiktherapie. Im Spielen, im Spielen mit Regeln, im Spielen in der Improvisation, im Spielen mit Nähe und Distanz findet unser Gegenüber Sinn – auch wenn dieser nicht intellektuell erfasst wird: Spielen wirkt sinngebend.

Deshalb diese Schrift, um Musiktherapie auch als Basale Stimulation zu verstehen und mit der aus der Pflege gewachsenen Basalen Stimulation zu verbinden – mit einem Ziel, das in der Logotherapie formuliert ist: Sinngebung, die die Bedrohung durch Endlosigkeit des Leidens vermindert, manchmal aufhebt.

Die Gedankenführung Frankls ist speziell erhellend für die Begleitung von Klienten,

- die mit den Lebensbedingungen einer lebenslangen Behinderung leben
- oder einer lebensbegleitenden chronischen Erkrankung
- oder einer erworbenen Hirnverletzung
- oder einer anderen, ihnen und ihren Angehörigen „end-los" erscheinenden belastenden, kränkenden, krankmachenden Lebenssituation
- oder in Heimen für Flüchtlinge im endlosen Warten auf Antragstellung auf Asyl
- oder bei Cyber-Mobbing, bei dem die Opfer ebenfalls mit „ewiger" Schändung leben.

Wie z. B. bei Frau G. und ihrem unfreiwilligen letzten Umzug aus bisher eigenen, vertrauten, selbstgestalteten vier Wänden in ein Seniorenstift, in eine Pflegesituation. In ein Leben, das als Provisorium empfunden wird, welches durch das Aufhängen von eigenen Bildern an fremden Wänden oder das Mitbringen einiger eigener Möbel nur gelindert, vermindert werden kann. Auch eine demente Persönlichkeit, eine mit Alzheimer lebende Persönlichkeit oder in Altersdepression versunkene Persönlichkeit wird in dem Kern ihres neuen Da-Seins das Provisorium spüren und damit die Ungewissheit über die Dauer dieses Seins.

Der Psychiater Viktor E. Frankl war Jude. Seine Zeit im Konzentrationslager des nationalsozialistischen Hitlerdeutschlands lebte er zunehmend in einer Doppelrolle: als Häftling und als Therapeut für viele seiner Mithäftlinge.

Aus dieser Zeit stammen seine wichtigsten Beobachtungen und Folgerungen, was kreative Gestaltungen für eine buchstäblich lebenserhaltende Funktion dann einnehmen, wenn der Mensch sein Elend als endlos erleben muss.

Frankls wichtigste Entdeckung: Wenn der Mensch kein Ende von einer belastenden Lebensphase fühlt – stirbt er. Zunächst geistig, dann psychisch, dann physisch. Er stirbt ein elendes Finale, kein Finale, wie es das lat. Wort „Finis“ vorgibt, das zwei Bedeutungen hat: Ende – und Ziel.

„In dem Augenblick, wo der Mensch das Ende eines Provisoriums seines Lebens nicht abzusehen vermag, kann er sich auch kein Ziel mehr setzen, keine Aufgabe stellen; das Leben muss in seinen Augen jeden Inhalt und Sinn verlieren.“

Diese Gedanken Frankls übertragen wir heute auf alle Situationen, in denen der Mensch sein Leben als „Provisorium“ empfindet, ohne Fixpunkte in der Zukunft, ohne Ziel.

„Ohne fixen Punkt in der Zukunft jedoch vermag kein Mensch nicht eigentlich zu existieren. Von diesem (Fixpunkt) her wird normalerweise seine ganze Gegenwart gestaltet, auf ihn (den Fixpunkt) hin gerichtet wie die Eisenfeilspäne auf den Magnetpol“ schreibt Viktor Frankl.

Das Wegfallen von Terminen und Terminierungsmöglichkeiten im Konzentrationslager führt wie in jeder lebensbegleitenden Krankheit oder Behinderung zum „Erlebnis der Zukunftslosigkeit“ und diese tötet jeden Sinn des Lebens und damit lebenswertes Leben.

Seine Beobachtung im KZ, die er nach dem Krieg in seine Psychotherapie einbrachte, wurde von vielen anderen Gefangenen anderer Gefängnisstrukturen (wie die Internierungslager für deutsche Soldaten nach dem Krieg) bestätigt.

Es überlebten diejenigen im KZ häufiger und weit besser, die sich in dieser auftragslosen, arbeitslosen Welt Aufträge gaben oder die Aufträge aufgegeben bekommen hatten. Aufträge bedeuten immer Gestaltung. Und so beobachtete Frankl (und davor Thomas Mann in seinem „Zauberberg“, dem Roman über das Sanatoriums-Leben unheilbar tuberkulöser Patienten und später Solschenizyn in seinem Roman „Archipel Gulag“), wie sich das Leben veränderte bei denen, die

- sich Gedichte rezitieren konnten,
- Lieder sangen,
- kleine Theaterszenen aufführten,
- eine Musikgruppe bildeten.

Das heilsame Phänomen war dies: Jede noch so kleine Gestaltung, die einen Anfang hat, eine Mitte, ein klares Ende, unterbricht die den Sinn des Lebens bedrohende Endlosigkeit. Der Mensch gestaltet aktiv ein eigenes Ganzes mit Anfang-Mitte-Ende und strukturiert damit das End-Lose, Uferlose, Ungewisse, Ziellose.

Die Praktikantin bei Frau G. bot nur die Gestaltung eines einzelnen Tones, der aber wie eine große Sinfonie einen Anfang setzt, eine Fortführung, eine Mitte, ein Ende. Mit dem Hinzusingen des Namens von Frau G. und dem Wiederholen der ganzen gespielten und gleichzeitig gesungenen Tongestalt zeigte sich die Welt für Frau G. wieder mit einer Struktur. Mit Anfang und Ende, mit einer Gestalt, die sie, Frau G., sich in diese seit Monaten sich sinnentleerende kleine Welt gewünscht hatte.

Die therapeutische Begleitung bei Frau G. setzte sich in der nächsten Begegnung fort, indem Frau G. mit dem Kreisen ihres Zeigefingers den einzelnen Ton der Klangschale und ihren eigenen Namen mitvollzog und dadurch mitgestaltete, aktiv wurde, immer neue Töne mit ihrem Zeigefinger beginnen und enden ließ, weil die Praktikantin den Zeigefinger auch als Signale des Dirigierens von Frau G. verstand. Es entstanden Dialoge, weil die Töne der Klangschale mal von der Praktikantin angeboten wurden, die Frau G. mit vollzog, mal von Frau G.s Zeigefinger initiiert wurden, so dass die Praktikantin wie ein Orchestermitglied dem Dirigenten folgend mitvollzog, wann der Anfang, wann das Ende des Tones von Frau G. war.

In der vierten Sitzung willigte Frau G. in „ein Experiment" ein: Die Klangschale wurde auf dem Deckenabschnitt positioniert, der die Unterschenkel bedeckte. So fühlte sie die Vibrationen auf dem Körper. Basale Stimulation auf ihrer Haut, verstärkt durch das Hören der Tonschwingungen von Klangschale und der Singstimme der Praktikantin.

Wieder eine Sitzung weiter wanderte die Klangschale auf das Zwerchfell von Frau G. und diese erlebte die Abenteuer der unterschiedlichen Körperwahrnehmung von empfangender Berührung, also basaler Stimulation, die das „ewige Liegen" unterbrach. Nochmal „lebendiger" wurde Frau G. dann, als sie ein „Babychord" kennenlernte, ein in Quinten gestimmtes kleines Monochord, dessen Corpus unten gehöhlt war, so dass das Instrument sich dem Körper der Liegenden anpasste und die Schwingungen der Saiten noch stärker wahrnehmbar waren.

Im Zusammenhang von Musiktherapie und Basaler Stimulation sei an das im Vorwort erwähnte Ergebnis der Quantenfeldtheorie der Physik unserer Zeit erinnert: Ihre Forschung beweist, wie die Schwingungen in den Schallwellen der Töne, der Klänge, der Musik nicht nur Pflanzen, sondern den menschlichen Körper durchdringen und basal stimulieren.

In einem weiteren Schritt schaffte die Institution zwei solcher speziell in der Musiktherapie für (Schrei-)Babies und unruhige Kleinstkinder entwickelten Instrumente an (s. Foto auf Coverseite 4) und führte Angehörige in die Spieltechnik ein.

Nicht nur Frau G.s Tochter und Sohn lernten ihre Mutter durch dies gestaltende Spiel neu kennen. Sie lernten selbst wieder die Summ- und Singstimme nutzen für basale Kommunikation mit ihren Enkelkindern…

In den Anfängen der Logotherapie Viktor E. Frankls ging es nicht (nur) um das Wort und die Gestaltung desselben durch Rezitation oder das Schreiben eigener Dichtung. In seiner umfassenderen Bedeutung meint „Logos" den Sinn in etwas oder hinter etwas und Logotherapie ist die Suche und Findung von Therapeut und Klient nach dem Sinn im endlosen Leiden des Klienten.

Solch Suche und Findung von Sinn drückt sich in der Welt des Sprechenkönnens natürlich meist im Wort, im Logos, aus, aber über das gesprochene oder geschriebene Wort weit hinaus eben in allen nichtsprachlichen Zeiten in der Beziehung zwischen Patienten und Therapeut, besonders in der Musik als Beziehungsträger vom Uterus an bis in die Tiefen langer oder lebenslanger Behinderung seelischer und physischer Gesundheit.

Die bisher den Sinn ihres Lebens entbehrenden Mitgefangenen im KZ gestalteten dann Formen mit Worten, füllten diese Formen zu einer Ganzheit von Form und Inhalt und erlebten ihr Tun und das der anderen als kleines Kunstwerk, das dieselben Kriterien erfüllte wie die großen, die sie aus ihrer geistigen Vergangenheit vor dem KZ kannten – und die die heutigen Patienten vor ihrer Krankheit erlebten. Heute werden Klienten, die verbalisierungsfähig sind, zu ihrer eigenen Überraschung Dichterinnen und Dichter:

- Sie schreiben – zunächst im Beisein und auf Anregung der Therapeutin – Worte auf ein Papier, Worte, die mit dem Hier und Jetzt zu tun haben oder mit der Vergangenheit oder mit der nächsten Zukunft.
- Die Worte werden ausgeschnitten,
- neu sortiert,
- abgeschrieben und dabei dichter gesetzt.

Die Wörter verdichten sich – ein Gedicht entsteht.

Zweiergruppen, ganze Klientengruppen entstehen so in Heimen und Reha-Kliniken, die sich zu Autorenlesungen treffen.

Joseph von Eichendorff formulierte in seinem Gedicht „Wünschelrute" von 1835 das Werden von Dichtung, wie es auch für die Dichtungen damals in manchen KZs und heute in etlichen Institutionen des Gesundheitswesens gilt, in denen Menschen therapeutisch begleitet werden:

„Schläft ein Lied in allen Dingen,
Die da träumen fort und fort.
Und die Welt hebt an zu singen,
Triffst du nur das Zauberwort."

Heutige Musiktherapie, die auch mit Wort und Worten, mit Gespräch und Bildern arbeitet, weiß mit dem heutigen Wissen der Therapie-Forschung um die Prosodie, um die Musik, die dem gesprochenen, ja schon geschriebenen Wort, ja, schon dem gedachten Wort oder einer poetischen Zeile innewohnt.

Heutige Therapiewissenschaften wissen, was vielleicht Eichendorff nur ahnte, als er das Wort vom „Zauberwort" in die Welt der Sprache und des Sprechens brachte: Dass das schon im Uterus proto-wahrgenommene Singen der Mutter und ihr Summen beim Stillen diese Gestaltungsstruktur als Sicherheit bot: Anfang-Mitte-und-Ende – wie sie sich uns später zeigt in jeder kleinsten Liedform und schon im einzelnen Ton wie bei Frau G. der Ton der Klangschale. Ein solcher Ton nimmt dann dieselbe Schlüsselrolle ein wie das „Zauberwort" bei Eichendorff. Zauberworte gab es in jedem Leben eines Menschen, der sich angenommen und geliebt fühlte. Das waren Zaubertöne der Zärtlichkeit und Liebe im Mutterleib zum werdenden Menschen, zum Baby, zum Kleinstkind und zum Kind. In diesen Zeiten sammelt unser Körpergedächtnis die Basis der Kommunikation, legt die Basis für das Verstehen zwischen Menschen vor jedem Spracherwerb.

Basale Stimulation wie sie als Methode für die Pflege entwickelt wurde, reaktiviert alle diese frühen physischen Berührungen und die Seele spiegelt sie.

Zauberworte und die noch älteren Zaubertöne führen zu jener „Welt, die anhebt zu singen“, wie Eichendorff dichtet. Zaubertöne können sich in die innere Welt „lebender Leichname“ (V. Frankl) hineinschwingen und sie mit den Schlüsseln ihrer Möglichkeiten aufschließen.

Viele Schmerzpatienten in Akutsituationen wie auf Palliativstationen leben in dieser von End-Losigkeit geprägten Leidens-Welt, weshalb wir ihnen nach diesem Kapitel ein extra Kapitel widmen.

Ein Zauberwort, ein Zauberton kann nicht geplant, nicht organisiert werden. Im Gegenteil: Kostbare Momente der Begegnung sind ein Geschenk und kein vorausberechenbares Planungsergebnis. Das manchmalige Zurückkehren einiger Patienten aus dem Koma in unserer früheren Spezialklinik Wienebüttel bei Lüneburg ereignete sich weniger beim Ansprechen, sondern viel mehr beim Ansingen oder bei einem Einzelton als Fürspiel. Zum Phänomen des Zurückkehrens von manchen unserer Koma-Patienten gehört aber besonders, dass es dann geschah, wenn wir Therapeuten und Pfleger, Ärzte und Angehörige unserer Koma-Patienten es am wenigsten erwarteten.

Dasselbe Phänomen, eine Struktur zu setzen inmitten des Chaos „End-Losigkeit“, wirkt durch das Vor-Singen oder gemeinsame Singen, also ein Re-Produzieren von vertrauten Liedern. Sie wirken allesamt heilsam für „an End-losigkeit erkrankte Patienten“ dadurch, dass Lieder alle einen Anfang, eine Mitte und ein Ende einfordern und dieses aktive Ende hat der Patient gemacht oder mitgemacht. Und wenn es ein leises Mitsummen zu dem „Für-Singen“ der therapeutischen Begleitung war. (Für-Singen entsprechend dem „Für-Spiel“ in der Musiktherapie, in dem die Therapeutin für die Klientin etwas auf Wunsch spielt oder vorschlägt, anbietet).

Für das Gestalten von eigener Musik bietet die Musiktherapie die freie Improvisation in Dialogform (Klientin und Therapeutin im Zwiegespräch, in Kleingruppe und in der Gruppe). Einige praktische Anregungen finden Sie im Anhang unter „Spielmodelle“ und unter „Praxismaterialien“.

16. Beispiel: Wachkoma-Station

Kleines Spiel für den Leser, die Leserin, damit Sie mehr haben von dem Erleben von Herrn T. im nachfolgenden Fallbeispiel und gleichzeitig einen Basisbaustein für viele spätere musikalische Spiele:

Proben Sie einmal diese Geste aus dem Repertoire von Dirigenten: Legen Sie die Kuppen von Zeigefinger und Daumen der rechten Hand (bei Linkshändern die linke Hand) aufeinander und fixieren Sie einen gedachten Punkt in die Luft. Mehrmals. So, dass Sie diese Stelle in dem Raum vor Ihnen ungefähr wieder treffen, wenn Sie dieses Fixieren wiederholen.

Beim nächsten Fixieren des Punktes beginnen Sie von diesem aus einen bequemen Kreis in die Luft zu zeichnen, mit langsamer, stetiger Bewegung. Denken Sie vielleicht an ein Riesenrad und dessen langsame Drehung. Der Kreis wächst, erreicht seinen Höhepunkt oben und rundet sich dann beim Abwärts hin zum Ziel der vollen Rundung des Kreises. Da ist er zu Ende, hat sein Ende gefunden. Sein Ziel.

Wiederholen Sie diesen anfänglichen Fixpunkt, das Wandern von diesem aus in den Kreis hinein, so dass Ihre Bewegung und der sich rundende Kreis vertraut werden.

Jetzt wiederholen Sie diesen Kreis und begleiten Ihre langsame Bewegung bewusst so, dass Ihr Auge nicht nur die Kreisbewegung begleitet, auf die Sie eben besonders konzentriert waren, sondern jetzt den Raum hinter Ihrer Kreisbewegung mit erfasst. Langsam, stetig, Kreisrundung und dahinter der Raum.

Vielleicht merken Sie, wie Ihre Bewegung auch den Raum dahinter verändert, wie sich die Dinge, die Wände mit bewegen. In die Statik von Raum, seinen Wänden, seiner Decke und den ewig gleichen Positionen der Gegenstände in Regalen, auf dem Nachttisch ist Bewegung geraten, Veränderung. Eine, die die bisherige Statik von Raum und Gegenständen darin unterbricht.

In den Zimmern unserer Klienten und Patienten und BewohnerInnen verstärkt diese Statik von Raum und seinen Einzelteilen nur die ohnehin gefühlte bedrohliche Endlosigkeit.

Ein imaginärer Kreis kann den Anfang zur Freude an Gestaltungen mit Anfang und Ende auslösen – und die Endlosigkeiten ersetzen.

In vielen therapeutischen Anfangsbegegnungen, gerade wenn Menschen manchmal ängstlich gegenüber der Musik in der Musiktherapie sind, beginne ich so, ohne Ton, nur mit Sehen – und dennoch gerät die Endlosigkeit im Leiden des Gegenübers in Bewegung.

Für die visuelle Wahrnehmung in diesem Bei-Spiel des Kreisens und des Kreises vor seinem Hintergrund hier eine in meinen Augen und Ohren wichtige Definitionshilfe von Viktor E. Frankl: Er definiert die Wahrnehmung einer Gestalt (hier: des Kreises) als Wahrnehmung einer Figur vor ihrem Hintergrund. Hingegen die Sinn-Wahrnehmung im Sinne der Logo-Therapie (logos = Sinn) bedeutet für den wahrnehmenden Menschen eine Entdeckung: die der Veränderungsmöglichkeit der Wirklichkeit.

Mit dieser Definitionshilfe können wir ganz anders unsere Therapieräume in Bedeutung ihrer Wirkung auf unsere Patienten verstehen und gestalten, können wir uns umsehen in den Patientenzimmern von Kliniken und Pflegeheimen und mit kleinsten Änderungen Neues in die Wahrnehmung unserer Gegenüber bringen.

Nicht Figuren wirken, sondern der Sinn der Gestalt einer Melodie, eines Klanges, einer Berührung, eines Bildes. Von daher hat der mitgebrachte Blumenstrauß, der dem Besuchten auf seinem Nachtisch verbleibt, wenn der Besucher verschwindet, weit mehr Bedeutungswirkung als die eines üblichen, standardisierten Mitbringsels.

Wenn ich beim dritten oder vierten Kreis diesen mit einem mir bequemen Summton und dann mit einem offenen „o“ hinter dem „M“ begleite, sind wir in der wichtigsten Musik mit dem Patienten: der Musik der menschlichen Stimme. Von dort aus liegt das Handlungsfeld der Musiktherapie wie ein großes sich weitendes Delta vor uns: Summen, Singen, ausprobierte Instrumente spielen, Instrumente, die zwischen uns und dem Patienten den Raum füllen… alles ist jetzt möglich und alles wird schwingen und Schwingungen tangieren, berühren immer. Basale Stimulation geschieht auf der Hörebene und nichts hört so gut mit wie unsere Haut.

Wie damals. Im Uterus.

Zum Thema „End-Losigkeit als Lebensdrohung und wie wir ihr entgegenwirken“ nun zwei Vignetten aus der praktischen Arbeit mit Gestaltungen von Anfang-Mitte-Ende:

Herr T. lebt im Wachkoma und sein „Blick durch alles und alle hindurch“ kommt aus einem Gesicht mit unbewegten Zügen. Alles an ihm scheint unbewegt, nur die Finger seiner Hände sind in ständiger winziger Bewegung und drücken Unruhe, Spannung, Verspannung aus. Tagespflege und Nachtschwester verzeichnen diese Unruhe der Finger als die meiste Zeit anhaltend, auch im Liegen und in der Nachtbeleuchtung des Zimmers von Herrn T.

Es ist die zweite Begegnung in seinem Einzelzimmer. Ein Pfleger mit therapiewissenschaftlichem Abschluss und musiktherapeutischer Weiterbildung beginnt die zweite Begegnung mit dem Anbieten von verschiedensten Klängen der verschiedenen Instrumente, die auf einem Rollwagen liegen und eine „mobile Musiktherapie“ auf der Station ermöglichen neben der Arbeit im Musiktherapieraum.

Kleine Rassel, kleiner Gong, Blockflöte, Mundharmonika, zwei Töne vom Glockenspiel: keine beobachtbare Reaktion. Der Blick von Herrn T. ist aus dem Fenster neben seinem Bett gerichtet. Draußen grünt es im Vorfrühling, aber es gibt derzeit keine Bewegungen im Fensterbild, kein pickender Vogel auf dem Rasen, keine Windbewegungen der Zweige der Hainbuchen.

Der therapeutische Begleiter will Bewegung in das Sichtfeld von Herrn T. bringen und zeichnet sehr langsam einen Kreis von etwa einem halben Meter Durchmesser in den Raum zwischen sich und Herrn T. Der Beginn des sich rundenden Kreises wird von Zeigefinger und Daumen des Therapeuten deutlich in der Luft als fixierter Punkt gesetzt, dann setzt sich das langsame, gleichmäßige Kreisen von den beiden aufeinandergelegten Fingern fort, oben ist die Mitte und unten auf dem bei Beginn der Reise fixierten Punkt ist das Ziel.

Es ist ganz still im Raum und der Therapeut zeichnet den zweiten Kreis, wieder genau beginnend mit dem fixierten Punkt, die Mitte oben erreichend, das Ziel unten. Die kreisende Bewegung ist wieder langsam, konzentriert.

Oben in der Mitte des Kreises bewegt sich plötzlich die Blickrichtung von Herrn T. und er verfolgt die weitere Rundung bis zum Ende des Kreises. Beim dritten Kreisen gluckst die Stimme von Herrn T. und er lacht, versucht mit der rechten Hand in das Kreisen des Therapeuten hineinzukommen. Dieser orientiert das langsame Tempo des Kreisens an der retardierten, leicht spastisch wirkenden Bewegung von Herrn T., so dass der nächste Kreis sehr viel kleiner, aber mitvollziehbarer ist.

Herr T. lächelt, gluckst und lautiert beim nächsten Kreis mit. Der Therapeut versteht: Der Kreis und sein klarer Anfang, seine Entwicklung zum Ganzen hin und zu Ende als dem Ziel wirkte als Unterbrechung der Endlosigkeit der Tages- und Nachtabläufe von Herrn T.

Der Therapeut beginnt zu seinem eigenen immer im Tempo gleichbleibenden visuellen Kreisen zu summen, bequeme, baritonale und tenorale Töne auf der Vokalfolge O, A, E, O („i“ und „U“ verspannen schnell die Kehlkopfmuskulatur). Während dieser basalen Stimulation durch Berührung und vokalem Tönen durch den Therapeuten zeigt sich der Tonus in Herrn T.s Fingern deutlich entspannt, hingegen sind jetzt einige seiner Muskeln um die Augen herum in Bewegung – eine Mikro-Bewegung hin zu Lachen.

Herr T. lautiert zu dem „Lufttonkreis“, wie er später auf der Station genannt wird, weil er mit anderen Patienten mit ähnlichen Signalen neuer, alter Vitalität in den kleinen stillen Settings genutzt wurde.

Immer wieder lautierte Herr T. mit seinem immer wieder aufschimmernden kleinen Lächeln, wenn ein Kreis gerundet war.

Der Therapeut kommt in dieser Sitzung zu einer weiteren „Entdeckung“, der der „Sonate für Haut“ in den drei Teilen A–B–A: Mit der rechten Hand hatte er bisher die Luftkreise gezeichnet, langsam, mit gleichbleibender Stetigkeit und mit voller Rundung. All dies geschah, während der Therapeut rechts vom Rollstuhl von Herrn T. saß.

Die überraschende Reaktion von Herrn T. war der Schluss dieser Sitzung, denn der Therapeut legte seine bisher kreisende Hand leicht auf den rechten bekleideten Unterarm Herrn T.s und strich diesen vorsichtig ab, wobei er diese „Streicheleinheit“ mit seinen bisherigen gesungenen Vokalen fortsetzte, dann die Vokale mit einem „M“ davor anreicherte. Einige Male geschah dies mit leichter Berührung auf dem Stoff, dann mit drei Teilen einer „Sonate der Berührung“: Am Anfang führte der Therapeut seine Hand leicht vom Ellenbogen auf den Unterarm Herrn T.s. In der Mitte verstärkte er mit leichtem Druck, bei dem verbleibenden Abschnitt zur Hand und den Fingerspitzen nahm er diesen Druck zurück. Crescendo, Höhepunkt und Decrescendo der musikalisch-vokal begleiteten basalen Stimulation, der „Sonate für Haut“ mit einem ersten Teil, einem Mittelteil, der Wiederholung des ersten Teils (A–B–A’).

Diese Synchronisierung von taktiler Berührung und Vokalimprovisation führte in der nächsten Sitzung zur deutlichen Synchronisation vom Agieren des Therapeuten mit dem Reagieren von Herrn T., nicht mehr unterscheidbar, wann wer auf wen reagierte. Die Abstimmung der Affekte geschah in immer feineren Nuancen – und führte zunehmend mehr zum gemeinsamen Erleben ein und desselben Spielhöhepunktes (s. Affektabstimmung und Interaffektivität auf S. 26).

Reflexion: Die „intentionale Gestik“ wird in der Entwicklungspsychologie meist auf den Bereich des sich entwickelnden Lebens eines Kindes bezogen, in dem der Blick des Kindes auf etwas gelenkt wird durch Gestik. „Sieh mal – da!“ Dem ausgestreckten Arm und Zeigefinger an der Hand folgt dann der Blick des Kindes zum gezeigten Objekt, in die gezeigte Richtung. Wenn dieses Lernen nicht einsetzt, dient das in der Diagnostik als Indikator für eine eingeschränkte oder behinderte Wahrnehmung. Ein Kind mit gesunder Wahrnehmungsentwicklung übernimmt bald diese „Macht des Zeigens“, dieses Signal für einen Informationsvorsprung gegenüber dem, dem etwas gezeigt werden soll. Intentionalität als Teil des Verstehens.

Der Schritt vom Zeigen des Kreises (visuelle Wahrnehmung) hinüber zum anschließenden Singen oder zum synchronen Singen (auditive Wahrnehmung) zur weiteren Kreisgestaltung ist ein *intermodaler* Schritt, einer, in dem der Therapeut mit dem Klienten von einem Medium (das einen Sensor im Klienten tangiert) zu einem anderen Medium wandert. Was wir aus der intermodalen Arbeit wissen: Dieser Schritt vom einen zum anderen Medium verändert *immer* etwas in der Dynamik der Empfindung unserer Klienten.

Eine kleine klinikinterne Weiterbildung wurde so initiiert: Die Kolleginnen und Kollegen von der Physiotherapie probierten diese Verbindung von vokaler und taktil-haptischer Kommunikation zunächst untereinander aus und bezogen zunehmend mehr Vokalisation in ihre physiotherapeutischen Behandlungsschritte mit ein.

Der Luftkreis bei Herrn T. blieb Basis des Repertoires: In einer der nächsten Sitzungen bringt der Therapeut Papier und farbige Kreidestifte mit und zeichnet einen ersten Kreis in blau, Herr T. greift einen Grünstift heraus und lässt seine Hand führen beim nächsten Kreis.

Herr T. habe seine Unruhe der Finger jeweils Stunden nach diesen Begegnungen nicht mehr gezeigt, habe mehrere Stunden der Nachtruhe mit seinen offenen Augen gelegen – und die Atmosphäre im Raum sei eine friedliche gewesen…

Zwei Methodische Anmerkungen für die Praxis:

1) Zu dem „Luftkreis“ lassen sich, wenn dieser vertraut genug ist, etliche Lieder singen, die auch textlich den Kreis ebenso unterstützen wie umgekehrt das Kreisen die Wortbedeutung unterstützt. Probieren Sie aus z. B. das Morgenlied (auch als Kanon geeignet)

   „Vom Aufgang der Sonne
   bis zu ihrem Niedergang,
   sei gelobet der Name des Herrn,
   sei gelobet der Name des Herrn“.

Selbst religionsdistanzierte Patienten akzeptieren diese Lieder, weil sie ihnen ihr Leben spiegeln und wenn der Widerstand gegen alles Religiöse, speziell Christliche zu groß ist, dann wird der Text verändert und statt des „sei gelobet der Name des Herrn“ kann gesungen werden: leb(t)en wir nun diesen neuen Tag“. Die Gegenwartsform „leben“ lässt sich am Morgen singen und dabei auf den Tag und die Erwartungen an ihn eingehen. Die Vergangenheitsform „lebten“ ist für den Abend geeignet, wo auch Rückschau auf den Tag gepflegt werden kann als „Ritual des Übergangs“ vom Tag in die Nacht bzw. von der Nacht in den Tag. Und „Ritual“, schreibt Sigmund Freud, „ist Bewußtheit“. Und Bewusstheit gegenüber den Gestaltungen des Tages verhindert dessen Abgleiten in die bedrohende Endlosigkeit.

2) Diese „Sonate der Berührung“ in drei Teilen A–B–A’ kann ausgeweitet werden zu einem ganzen Repertoire der „Musik auf der Haut“:
   D. h. basale Stimulation
   - auf der Handaußenfläche,
   - der Handinnenfläche,
   - dem Unterarm,
   - der Schulter (je nach Präferenz durch die einzelne Patientenpersönlichkeit) zur Musik vom Tonträger aus der persönlichen musikalischen Biographie der Klienten:
   - „Wiener Walzer“
   - Parademärsche
   - Morgenlieder (ergotrop)
   - Abendlieder (trophotrop) usw.

Viele dieser „Synchronen Basalen Stimulationen“ auf taktil-haptischer und auditiver sensorischer Ebene, die wir ab jetzt mit SBS abkürzen werden, führten bei verbalisierungsfähigen KlientInnen zu Erinnerungen an Tanz-Events in der Jugend, in der jungen und späteren Erwachsenenzeit, weil heutige Hochbetagte sich häufig auf Tanzfesten kennenlernten bei traditionellen Tänzen, Volkstänzen zu zweit bzw. in Gruppen bzw. zu Tanzmusik der 50er, 60er Jahre (James Last und seine Generation).

Einzug hält inzwischen auch Disko-Musik aus den 70er und 80er Jahren, die in die „Synchrone Basale Stimulation“ (SBS) einbezogen werden kann.

Was wir in dieser Szene mit Herrn T. lernen können: Das End-Lose, in dem Herr T. lebt, ließ sich allein schon durch die Gestaltung des Kreises mit einem klaren Anfang, einer Mitte, einem Ende und dies in **berechenbarer Wiederholung** auf der visuellen Ebene in der Wahrnehmungswelt von Herrn T. ausgleichen. Das Begleiten des Kreises mit dem Summen, das ebenfalls begann mit dem Fixieren des Startpunktes und das ebenfalls endete mit dem Kreis, um gleich wiederholt zu werden, später mit offenen Vokalen, noch später mit dem Namen von Herrn T. war eine Struktur mit Variationen, die Herr T. mitgestaltete. In seinem endlosen Zustand ereigneten sich Gestaltungen mit einem Ende und wieder einem Neuanfang, die die Endlosigkeit füllte und unterbrach und so erträglicher für Herrn T. wurde, der vor seinem Tod dann noch mehrere Lieder seiner Kindheit und Jugend aus der Tiefe eines verschwundenen Gedächtnisrestes zu holen imstande war – und diese immer zu kreisenden Bewegungen sang.

Beispiel: Flüchtlingsbetreuung

Ein ganz anderes Setting mit lebhafter „sozialer Vitalität der Klienten" zeigt das Arbeiten einer Musiktherapeutin im Rahmen der Flüchtlingsbetreuung von Jugendlichen und jungen Erwachsenen aus Syrien, Afghanistan, aus dem Iran und aus Eritrea und anderen afrikanischen Staaten.

Begonnen wurde diese Arbeit zu einer Zeit, als die kollektive Atmosphäre unter den 200 in einer Turnhalle provisorisch untergebrachten Menschen aggressiver wurde: Übergriffe mehrten sich untereinander in der Halle, außerhalb auf den beiden viel zu kleinen Außenplätzen und beim Ausgang in die Stadt.

Bei vier Quadratmetern pro Person in einer Halle, in der bei schlechtem Wetter sowohl Tag als auch Nacht verbracht werden müssen und wo die Essensausgabe oder die Reparatur der ständig defekten Toilettenanlagen zu Engpässen führen, kann jeder Student der Gruppenpsychologie im 2. Semester die Überschreitung der „Grenze der Soziabilität" voraussagen. Unabhängig von der ethnischen und kulturellen Zugehörigkeit kann der jedem Menschen innewohnende „Circle of Protection", die gespürte Sicherheitsgrenze um den Körper herum, nicht überstrapaziert werden ohne die Folge sich steigernder destruktiver Aggressivität.

Auch hier ist diese Entwicklung mitentscheidend von dem bewussten, vorbewussten, unbewussten Wissen um die Endlosigkeit dieses Zustandes. Keine Information, wann eine Behörde die Personalien aufnimmt. Keine Nachricht, wann erste Anträge gestellt werden können. Ein nachlassendes Denken „wie lange noch" führt in die Resignation, führt zu „lebenden Leichnamen" (Frankl) bzw. zur Aggressionsbildung.

Wenn unsere Flüchtlingslager lange genug zeitlich gestreckt würden – dann käme nach der Phase der Aggressionsbildung ebenfalls die der Resignation und der seelischen Verkümmerung.

Die helfende Intervention war im Kern dieselbe wie bei Frau G. auf der Pflegestation und bei Herrn T. auf der Wachkoma-Station:

Es wurden Gruppen gebildet von 6–30 Teilnehmern und diese erhielten als optionale Angebote neben Sport: Perkussion- und Trommelgruppe, Tanzgruppe mit den Tänzen ihrer Herkunftsländern (teilweise später verbunden mit der Perkussion- und Trommelgruppe), Pop-Produktionen (Rap-Gruppen, die Worte für ihre Befindlichkeit und Sehnsüchte fanden und gestalteten), Ausdruckstanz und experimentelles Theater.

Natürlich sind dies keine Interventionen im Sinne klinischer Therapie. Es sind Interventionen der Soziotherapie unter Bedingungen des Krisenmanagements für größere Gruppierungen. Alle Interventionen, gleich ob Musik, Bewegung, Tanz, Wortspiel, bieten die

Unterbrechung der Ununterbrochenheit, der Endlosigkeit dadurch an, dass Anfänge-Fortführungen-Ziel und Ende selbst gestaltet werden.

„Die Terminlosigkeit der Existenzweise (...) führt zum Erlebnis der Zukunftslosigkeit. Das Leben (...) wird zu einem vorwiegend retrospektiven Dasein. Gedanken umschweben immer wieder die gleichen Details vergangenen Erlebens..."

Viktor Frankls Beobachtungen aus dem KZ sind ohne Modifikation auf eine Situation zu beziehen wie die in einer Turnhalle mit 200 eingepferchten Menschen. Wenn diese Menschen noch jugendlich oder adoleszent oder jüngere Erwachsene sind, dann kommt der gestaute Hormonhaushalt nur noch als Aggressionsverstärker hinzu.

Die zu lange Einpferchung von heutigen Flüchtlingen ohne Fixpunkte in der Zukunft bedeutet außerdem, dass die Traumata von Flüchtlingen aus den Kriegsgebieten und Flüchtlingen, die unter dem posttraumatischen Belastungssyndrom aus anderen Gründen leiden, geradezu durch das Gezwungensein, auf die Vergangenheitsdetails zu schauen, re-traumatisiert werden.

Es braucht nirgendwo noch mal soweit zu kommen, wenn wir künstlerischen Therapien oder Kreativtherapien, besonders Musik mit ihrer eminenten transkulturellen Funktion, mehr Raum geben – und das dazugehörende therapeutische Personal.

Infos zur musiktherapeutischen Arbeit mit Flüchtlingen unter: www.musiktherapie-initiative.de oder Fragen dazu an: info@musiktherapie-initiative.de.

Beispiel: Palliativstation/Hospiz

Fallvignette:

Herr W. sitzt neben seinem Bett in einem der gut gepolsterten Sessel, der wie alle Möbel aus warmem Naturholz gefertigt wurde. Die Wände des Zimmers sind ebenso wie das angrenzende Wohnzimmer mit eingebauter Kochnische in kräftigen, aber nicht plakativen Farben ausgemalt. Die Atmosphäre des Ambientes hat weniger Funktionales wie die übrigen Stationen im Haus, sondern eher Familiales. Für Besuche von Angehörigen in diesem Hospiz ist auch das Wohnzimmer und die Kochnische gedacht.

Herr W. könnte an diesem Augustnachmittag auch auf dem Balkon sitzen, der an alle Appartements anschließt und in den parkähnlichen Garten schauen. Aber Herr W. lebt in einem der akuten Schmerzschübe, die auch von stärksten Mitteln nur gelindert, nicht verhindert werden können.

„Ich habe keinen Schmerz,
der Schmerz hat auch nicht mich,
ich fühle auch nicht den Schmerz.
Ich bin der Schmerz."

Seine Frau neben ihm nickt, als er ihr den Zettel reicht, auf den er diese vier Zeilen kürzlich schrieb in einer relativ schmerzschwachen Stunde. Sie nickt und erinnert sich an die Geburten der drei Kinder. Keinen Schmerz haben, keinen, der einen hat, auch nicht mehr den Schmerz fühlen als Teil von sich, sondern ganz Schmerz sein...

Geburtsschmerzen sind auch so.

Herr W. ist 72 Jahre und ein relativ seltener Patient im Hospiz, weil er einer der zehntausend CRPS-Patienten in Deutschland ist, die unter dem Complex Regional Pain Syndrom (CRPS) leiden, einem „Wanderschmerz“ (früher als Morbus Sudeck nach dem Arzt benannt, der die Symptomatik erkannt hatte). Der Schmerz wandert unberechenbar im Körper. Im Körper von Herrn W. seit dreißig Jahren. Da begann Herrn W.s Schmerzkarriere und CRPS bzw. das Morbus-Sudeck-Syndrom war noch weniger bekannt (und anerkannt) als heute, wo sich die Forschung seiner intensiver anzunehmen beginnt.

Auf sein Lebensende geht Herr W. zwar mit dem CRPS-Syndrom zu, aber im Hospiz ist er wegen der Folgen eines nicht mehr heilbaren Prostata-Carzinoms. Dessen Folgeschmerzen mischen sich jetzt mit denen des CRPS und Herr W. „ist Schmerz“.

In diesem Zustand kann der Mensch auch nicht mehr wimmern, wispern, derart ist er sein Schmerz.

Musiktherapeutische Linderungsmöglichkeit besteht zunächst durch die kontinuierliche Funktion der Musik ablenken zu können – dann, wenn weniger schmerzintensive Phasen einen Teil der Wahrnehmung von Herrn W. freisetzen und die Musik sich wie in einer Nische einnistet, von dort wirkt.

Wenn die Verspannung des oft gekrümmten Körpers von Herrn W. sich minimal lockert, wünscht sich Herr W. den Klangstuhl, auf dessen Rückseite die Saiten bespannt sind und in der Grundfunktion wirken wie ein Liegemonochord, nur dass die Saiten senkrecht auf der Rückseite der Lehne tönen. Die Option Liegemonochord, das die Musiktherapie auch bereithält, lehnte Herr W. von vornherein ab, weil „ich mich dann nicht so schnell um den Schmerz krümmen kann, wenn er kommt“.

Die Vibrationen des Klangstuhls wirken auf ganze Flächen des Rückens von Herrn W. als basale Stimulation und wirken so zusätzlich zu der bloßen Ablenkungsfunktion.

Die Stimme der Musiktherapeutin begleitet ihr Spiel auf den Saiten des Klangstuhls und zwar summt und singt sie Lieder, die Herr W. sich wünschte. Herr W. war leidenschaftlich gerne Vater seiner Kinder und sang mit denen rauf und runter Kinderlieder, Volkslieder seiner eigenen Kindheit, Quatschlieder und Vaterlandslieder. Herr W. war beruflich Offizier gewesen, ein „musischer“, wie er sich nannte. Wenn die Kinder jetzt mit ihren Kindern zu Besuch kommen, singen die Erwachsenen die Lieder mit, die die Enkelkinder von Herrn W. nicht mehr selbst kennen, aber bestaunen.

In der Einzelmusiktherapie orientiert die Therapeutin ihre Atmung an der von Herrn W. und lässt ihn an der Methodik teilhaben: „Ich atme aus, wenn Sie ausatmen und beim Beginn Ihres Ausatmens spiele ich die Saiten an, später summe oder singe ich vielleicht dazu – und wenn Sie mir das verabredete Zeichen geben, dass wir unterbrechen sollen, dann tun Sie es...“

In den insgesamt acht Stunden Einzelmusiktherapie mit dem Ziel der Linderung der Schmerzen dann, wenn diese noch nicht wieder aufgeblüht sind und den Patienten gänzlich ausfüllen, verschob sich dieses Signal zum Ende immer mehr nach hinten.

Bei der Entlassung zum erwarteten Lebensende von Herrn W. nach Hause, bat die Familie die Musiktherapeutin um ambulante Weiterbehandlung dort. Die Sterbebegleitung von Herrn W. wurde dadurch vorbereitet, dass vorwiegend weltliche und religiöse Abendlieder gesungen wurden.

- Abendstille überall, nur am Bach die Nachtigall…
- Breit aus die Flügel beide, o Jesu meine Freude
  Und nimm dein Küchlein ein…
  (und die dritte Strophe von „In einem kühlen Grunde“)
- Hör ich das Mühlrad gehen,
  Ich weiß nicht, was ich will.
  Ich möcht am liebsten sterben,
  dann wär's auf einmal still.

Manchmal waren die beiden jüngsten Enkelkinder, zwei und vier Jahre alt, mit dabei und schliefen ein, während ihr Großvater sich hinterher darüber dankbar äußerte, dass seine innere und motorische Unruhe sich verringert habe und die inneren Bilder so freundlich seien. Für die Enkelkinder wurde denn auch mal gesungen „Ach, du lieber Augustin, alles ist hin“ – ohne die weitere Kenntnis dieses Liedes, das von jemandem gesungen wurde am Rande eines Massengrabes zu Pestzeiten, der versehentlich für tot gehalten und mit vor die Tore der Stadt transportiert worden war.

Die jüngeren Patienten in Hospiz- und Palliativstationen bzw. die der Zukunft werden zunehmend Texte der geeigneten Pop-Songs wählen als „Fixpunkte der Endlosigkeit“ ihrer physischen Schmerzzustände. Auch ihre psychischen Schmerzzustände werden leichter, wenn Worte und Musik der vertrauten Pop-Musik zum Thema Abschied und Trauer zur Verfügung stehen dann, wenn es um Ablösungen und Abschied dort geht, wo sie zu wenig im bisherigen Leben „geübt“ oder gar vermieden wurden.

Wo und warum Musiktherapie in der Schmerztherapie auch mehr als nur „palliative“ Hilfe leisten kann, sondern teilweise auch pharmazeutische Schmerzmittel teilweise oder ganz ersetzen helfen kann, das finden Sie am Ende dieses Kapitels zum Thema Schmerz unter „Musikmedizin“.

Nach Alterspflegestation, Wachkoma-Station und Flüchtlingsbetreuung als Beispielen für die Notwendigkeit des Spielens im „leidenden Leben ohne ein Ende in Sicht“ sei mit Herrn W.s Schicksal die Palliativstation und ambulante wie stationäre Hospizarbeit sowie palliative Arbeit in Pflegeheimen thematisiert. Und damit Musiktherapie bei Schmerzpatienten, die oft auch unter Unruhezuständen und Atemnöten leiden, deretwegen andere Patienten allein schon palliative Hilfe auf Palliativstationen oder im Hospiz aufsuchen.

Unsere AbsolventInnen von sozialen Berufsausbildungen begegnen dem Thema „Schmerz“ überall und die Verbindung von palliativer Begleitung in allen Lebensaltersstufen wird mit schnell zunehmender Ausbreitung von Institutionen, die Palliative Care anbieten, zunehmen.

Palliative Care ist die Lückenschließung in der therapeutischen Begleitung von schwerkranken, sterbenden Menschen zwischen Krankenhausstationen und ambulanter Begleitung, wie sie die Hospize und etliche Pflegeheime immer schon anboten.

„Hospiz auf stationärer Ebene“ ließe sich die Palliativstation auch umschreiben.

Wir treffen auf Palliativstationen das unheilbar an Krebs erkrankte Kind ebenso wie an Krebs oder Aids u. a. erkrankte Erwachsene und Alterserkrankungen bei Betagten, längst bevor sie Hochbetagte sind.

Palliative Begleitung und Behandlung untersucht nicht, welche Herkunftsgeschichte (Ätiologie) „der“ Schmerz haben kann, ob er Folge einer Verletzung oder Erkrankung der Physis des Menschen ist oder aber in der Wurzel Ausdruck der Psyche ist, der sich auf die somatische Ebene verschoben hat, wo er erlitten wird wie ein physisch begründeter Schmerz.

Die Krankheit selbst wird nicht mehr behandelt, was heißt: Schmerzpatienten auf Palliativstationen sind unheilbar und gehen auf das Ende ihres Lebens zu – das *möglichst* Zuhause oder in einer geeigneten stationären Einrichtung (Hospiz, Pflegeheim) gestaltet werden soll, wo Sterbehilfe, Trost und Trauerhilfe noch mehr Raum einnehmen als auf einer Palliativstation.

In den meist räumlich verbundenen palliativen Versorgungseinheiten ist die Atmosphäre eine, die die mögliche Lebensqualität erlebbar halten soll durch andere Farben, anderes Mobiliar und zum Teil künstlerische Ausgestaltung der Innenarchitektur (vorbildlich z. B. an der Medizinischen Hochschule Hannover, s. www.mh-hannover.de Palliativstation, aber auch in etlichen Pflegeheimen mit Hospizaufgaben).

Musik in der Schmerztherapie

Im Schmerzempfinden leidet der Patient unter der Endlosigkeit des Schmerzes während dieses Endes seines Lebens.

Der Mantel, der in der palliativen Arbeit um physische (wie auch psychische) Schmerzen gelegt wird, gab der ganzen Arbeit den Namen: lat. pallium heißt Mantel.

Den physischen Schmerz zu ummanteln, ist die medizinische Aufgabe des palliativ tätigen Arztes und Pflegers. Therapeuten legen einen Mantel um den endlosen Zustand im Leben mit dem Schmerz.

„Einen Mantel umzulegen“ ist der Musik in besonderer Weise möglich und durch sie wird manche Endlosigkeit zugedeckt, wird das Empfinden der Endlosigkeit abgrenzt – wie ein Mantel den Körper des Ummantelten abgrenzt vom übrigen Raum und dem, was darin ist.

Wir werden im Uterus umhüllt von einem dauerhaft Töne und Geräusche auf unsere Haut produzierenden mütterlichen Körper. Später umhüllen wir uns mit Kopfhörern, Ohrflöhen, um daraus Musik als Nahrung der Seele zu beziehen. In der Palliativarbeit wird diese Umhüllungsfunktion von schon positiv empfundener und erst recht geliebter Musik ein Mantel, ein auditiver Mantel.

In dem auditiven Mantel wirkt die Kraft der Gestalt von Musik: Der einzelne Ton, das gehörte oder gesungene Lied, die vom Datenträger gehörten Lieblings-

Konzerte für Soli und Orchester und Songs von Rockfestivals, die sehnsüchtigen Bach-Motetten oder ebenso sehnsüchtigen Shanties oder Gospels – sie wirken durch immer dasselbe: Anfänge werden gesetzt, Fortsetzungen erlebt, Varianten – und immer ein Ende, das das Zielhafte betont.

Indem wir unsere Gegenüber mit Musik beschäftigen, üben wir mit ihnen die Vertrautheit mit Anfang-Mitte-Ende. Wir können in der Palliativarbeit mit der Musik Umgang mit Trugschlüssen üben. Wir können anlässlich der musikalischen Finale über die Phantasien und Wünsche an das eigene Finale reden und dieses in Musik suchen.

Wir können mit Musik in der Palliativarbeit das tun, was wir mit dem Schlafen das ganze Leben bis zu unserem Sterben schon taten – ohne darüber nachzudenken, dass der Schlaf der kleine Bruder des Sterbens ist, dass der Abschied vom Tage eine Vorübung im Kleinen ist für den großen Abschied im Ziel des Lebens.

Eine Strophe aus dem Abendlied von Paul Gerhardt „Nun ruhen alle Wälder" umschreibt dies in wunderschöner, friedlicher Poesie:

> „Der Leib eilt nun zur Ruhe,
> legt ab das Kleid, die Schuhe,
> das Bild der Sterblichkeit…"

Oder Formeln und Lieder wie „Anfang, Mitt' und Ende, ach Herr, zum Besten wende" – sind gleichfalls bewährte christliche Ummantelungen der End-Zeit als Ziel.

Aber auch alle anderen musikalischen Gestalten, die die Strukturen von Anfang und Ende aufweisen, helfen dem Menschen im Schmerzzustand immer wieder ein Ende erleben zu können, das den endlosen, uferlosen Schmerz unterbricht.

Die Wahrnehmung des Schmerzpatienten ist zu nichts mehr anderem fähig, als sich auf den Schmerz zu beziehen. „Der Schmerz sein", sagte Herr W.

Hier setzt Musiktherapie als Schmerztherapie im Sinne Viktor Frankls ein: Diese Endlosigkeitsempfindung ebenso zu lindern, wie medizinisch und teilweise auch musiktherapeutisch der Schmerz gelindert werden soll.

Die sonstige Unterscheidung der menschlichen Wahrnehmung in Selbstwahrnehmung, Fremdwahrnehmung (die Wahrnehmung des Gegenübers oder der umgebenden Gruppe) und Kontextwahrnehmung (Wissen um den Raum, die Zeit, die den Menschen umgibt) gilt nicht mehr: Die gesamte Energie ist gebündelt und fokussiert auf den Schmerz.

Jeder, der einmal wirklich extrem starke Zahnschmerzen kennenlernte oder unter chronischer Migräne leidet, versteht, was es heißt, vom Schmerz „beherrscht" zu werden, „überfallen" zu sein, „nur noch Schmerz zu sein und sonst nichts auf der Welt".

Der Schriftsteller Siegfried Lenz schreibt in seinem großen Essay „Schmerz": „Schmerz verschlägt uns die Sprache und läßt uns tanzen, er läßt uns hadern und zerreißt uns". Aber Schmerz kann den Menschen auch „verklären" (Heine).

Dies „Verklären“ ist nicht Ziel der Schmerztherapie, sondern ist eine – *mögliche* – Veränderung der Persönlichkeit, die durch den Schmerz Ringe der Reife um das Erkennen vom Menschsein legt wie der Baum Ringe seines Alterns.

Musik in der Schmerztherapie hat die Aufgabe, dem Menschen, der das Gesamt seiner Welt nur noch vom Schmerz her kennt, Schmerz, der einfach nie aufzuhören scheint, endlos im Sinne Viktor Frankls ist, Fixpunkte setzen zu helfen, durch die die Endlosigkeit des Schmerzes unterbrochen wird.

Obertonreiche, monochrome Instrumente wie Klangstuhl, Monochord oder Klangschale sind – wenn sie vom Patienten erst einmal angenommen werden können und annonciert werden als „das könnte Ihnen helfen, weil es schon anderen half“ – besonders wirksam und führen die Rangliste der Instrumente in der Wirkungsforschung an.

Was immer in der Palliativarbeit geschieht durch die künstlerischen Medien, die wir in die Begegnungsgestaltung mit unseren Patienten einbeziehen: Es zieht damit „Entertainment“ in einem sehr tiefen Sinne ein: Das „Tainment“ im Enter-Tainment stammt von lat. tenere = halten. Enter-Tainment ist die Hinführung in dieses Gehaltensein, das wir in den heutigen Psychotherapien als „Containing“ bezeichnen.

Dabei vergessen wir zu oft, wie verwandt das Enter-Tainment mit dem Con-Tainment als Grundabsicht jeder Therapie ist und die Unterhaltung, die sonst mit Entertainment assoziiert wird, in der Therapie oft genug einziger Unterhalt für Seele und Geist des Patienten ist.

17. Musik in der Medizin/MusikMedizin

Oder: Was man in allen Institutionen, die Menschen pflegerisch und therapeutisch begleiten, über die Wirkung von Musik wissen sollte

Eine Synopse zur Musik in der Medizin (nach R. Spintge)

In Ergänzung zu den Folien „ergotrope" und „trophotrope" Musikstrukturen und ihre Auswirkung auf die menschliche Physis (S. 58 und 60) hier eine Folge der Zusammenwirkungen von Musikbeschallung und menschlicher Reaktion nach dem international renommierten Musikmediziner Prof. Dr. med. Ralph Spintge, der mit dem Autor dieser Schrift am Institut für Musiktherapie der Hochschule für Musik und Theater Hamburg lehrt (s. Lit.).

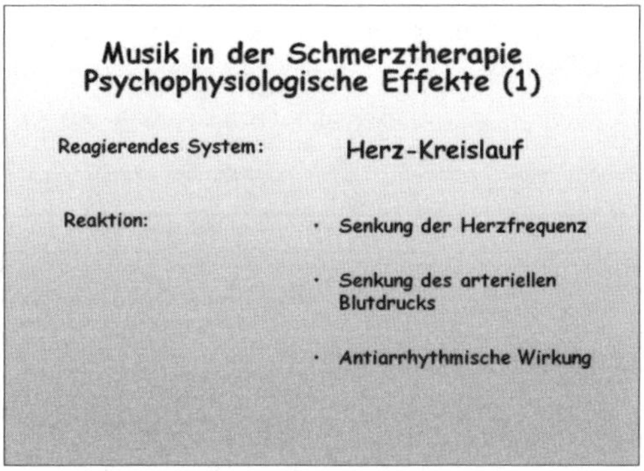

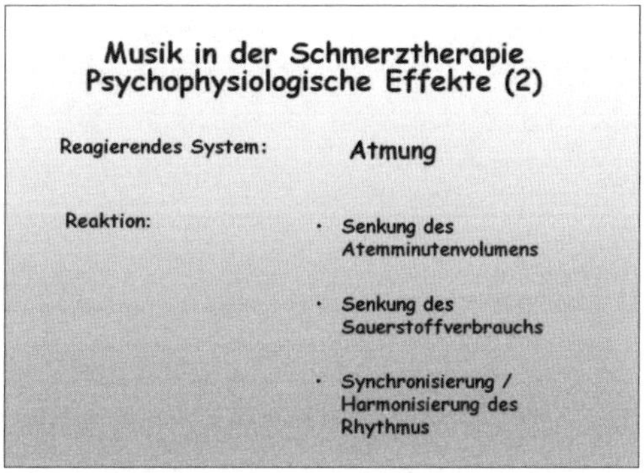

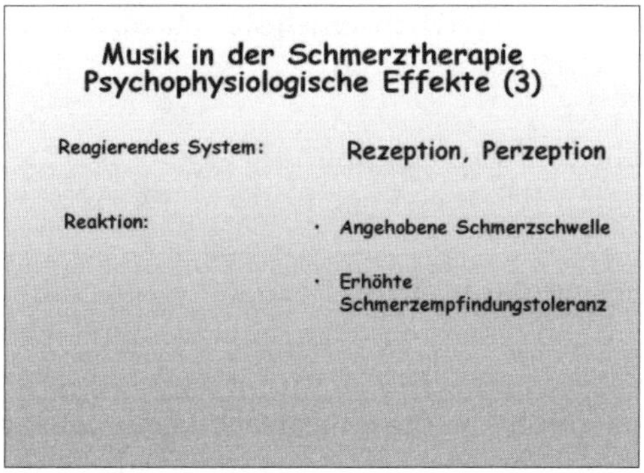

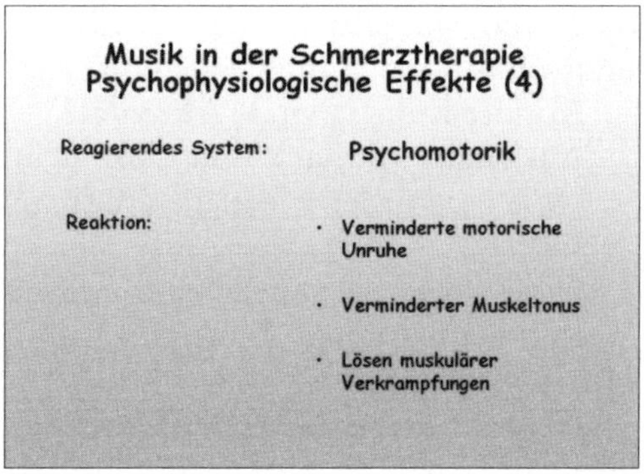

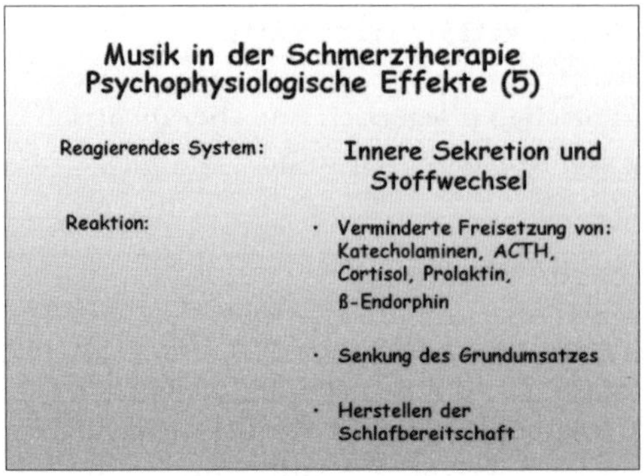

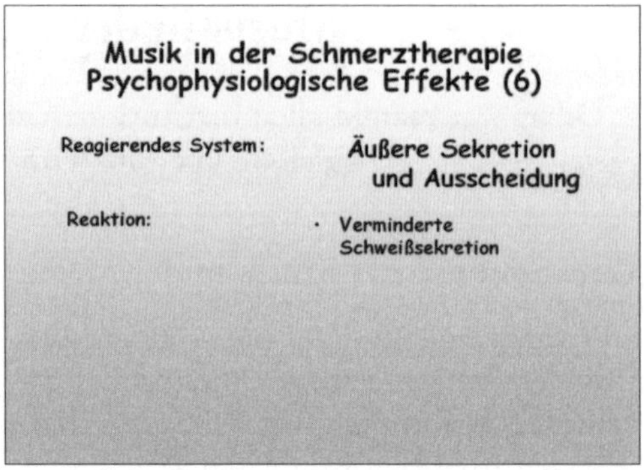

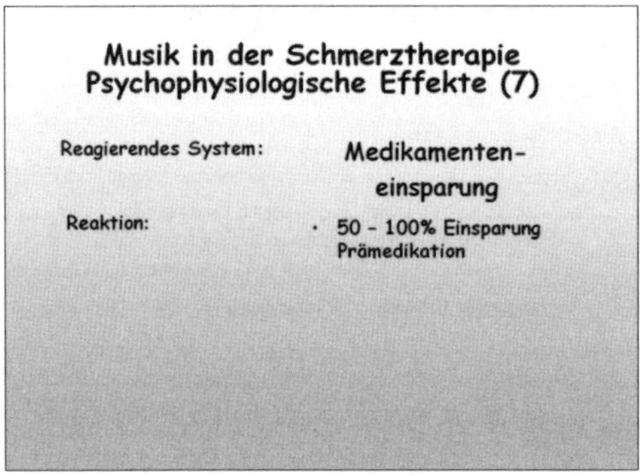

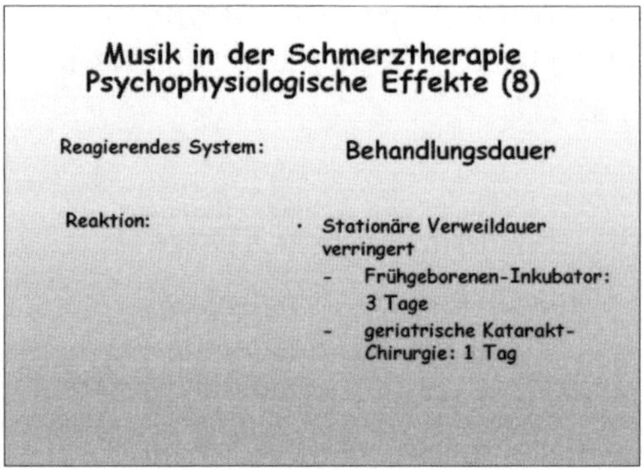

Bei jedem „Einsatz" von Musik auf Tonträgern sollte darauf geachtet werden:

Wie ist die jetzige Befindlichkeit des Klienten? Mit welcher Musik (trophotrop oder ergotrop, je nach individuellen Wünschen des Klienten) hole ich diesen ab und wohin will ich ihn begleiten?

- Aus der Ruhe in vitale Aktivität?
- Aus vitaler Aktivität und Unruhe in Ruhe und Ent-Spannung?
- „Wie groß (oder wie klein) ist die für diesen Klienten angemessene ‚Dosis Musik'?

Diese Vorüberlegungen sind umso wichtiger dann, wenn z. B. auf Koma- und Wachkoma-Stationen Dauerbeschallung üblich gewesen war zur Reizung der Hirnelektrizität.

Einen pflegebedürftigen Menschen im regressiven Zustand des Liegens länger allein zu lassen mit Musik vom Tonträger widerspricht jeder therapeutischen Beziehung, weil Musik dann in der Therapie nur geschehen sollte, wenn das Musikerleben des Klienten aufgefangen, mitgeteilt, mit „anteilnehmender Beobachtung" beantwortet werden kann.

Die geistige Person gegen den lebenden Leichnam

Wir folgen zunächst einem weiteren für die therapeutische Arbeit mit Menschen zentral wichtigen Gedanken Frankls zum „Geistigen" in jeder Persönlichkeit und ziehen dann Folgerungen daraus für unsere praktische Arbeit in der Altenpflege, der Heilpädagogik mit Kindern und Erwachsenen und in der palliativen Arbeit bzw. Hospizen.

„Die Person ist geistig" sagt Frankl und tritt mit seiner dritten von seinen „Zehn Thesen über die Person" einen hochmodernen Ausflug in die Entwicklungspsychologie an, die zu Frankls mittleren Lebenszeiten mitnichten hochmodern sein konnte, weil sie noch von der Psychoanalyse Sigmund Freuds geprägt war („das Kind ist erst vom 2. Lebensjahr an bildbar"...).

Beim Nachdenken über das Geistige im Menschen geht Frankl in seinen Überlegungen zum Kindwerden ebenfalls zurück in die Welt des Uterus:

„Jede einzelne Person ist ein absolutes Novum. Bedenken wir doch bloß: Der Vater wiegt postcoitam (nach dem Zeugungsakt) um ein paar Gramm und die Mutter postpartem (nach der Geburt) um ein paar Kilogramm leichter; aber der Geist erweist sich als ein wahres Imponderabile. Oder werden die Eltern, wenn mit ihrem Kind ein neuer Geist entsteht, etwa ärmer an Geist? Können die Eltern, wenn in ihrem Kinde ein neues Du ersteht – ein neues Wesen, das zu sich „ich" sagen kann –, vielleicht um ein Jota weniger zu sich „ich" sagen? [...] Geistige Existenz ist unübertragbar, ist nicht fortpflanzbar von den Eltern aufs Kind. Was allein fortpflanzbar ist, sind die Bausteine – aber nicht der Baumeister."

Frankls grundlegendes Credo für Therapie lehrt uns weiter, dass dieser Geist im Menschen, sein Geistiges, auch durch unheilbare Geisteskrankheit (wir ergänzen: Behinderung und Schwerbehinderung) nicht tangiert wird.

„In Wahrheit gibt es keine Geistes-Krankheiten. Denn der ‚Geist', die geistige Person selbst, kann überhaupt nicht krank werden und auch noch hinter der Psychose ist sie da."

Weitere Folgen aus dieser Philosophie, dieser Sicht auf den Menschen: Das Geistige im Menschen ist ein zugehöriges Gegenteil zum „psychophysischen Organismus" und dieser Organismus ist zunächst ein „Werkzeug", um sich ausdrücken zu können. Werkzeuge sind Mittel zum Zweck, also „Nutzwert".

Das Gegenteil vom Nutzwert, erinnert Frankl uns, ist die Würde des Menschen und Würde kommt ihm zu unabhängig von aller Krankheit. Wir ergänzen: unabhängig von Vitalitäten und sozialen Fähigkeiten.

Wer Würde ernstnimmt und nicht als Buchstaben in unserem deutschen Grundgesetz hat als Teil seiner Motivation, mit Menschen professionell umgehen zu wollen, grundsätzlich Ehrfurcht vor der menschlichen Person – auch wenn diese von der medizinischen Diagnose her unheilbar ist.

Die Diagnose Frankls ist wörtlich zu nehmen: Sein „Hindurchschauen" (zur Erinnerung: griech. dia-gnoskein = Erkennen durch etwas hindurch) geht über die medizinische Diagnose hinaus in die Sinnfrage hinein: Welcher Sinn ist in der Erkrankung, in der Behinderung verborgen. Die Suche und Findung von Antworten ist jeweils nur auf das einzelne Individuum beziehbar. Und auf dessen soziales, familiales Umfeld. Eine progredierende Demenz, eine Parkinson-Erkrankung, eine erworbene Hirnverletzung birgt einen Sinn in sich – und für die Angehörigen ebenfalls.

Diese Gedanken sind das „psychiatrische Credo" von Frankl, das er mit seinem Zeitgenossen, Kollegen und Philosophen Karl Jaspers teilt, sowie mit den großen Denkern im Themenbereich „Gesundheit/Krankheit/Behinderung" im letzten Viertel des vergangenen Jahrhunderts, wie z. B. Horst Eberhard Richter, und heutigen, wie z. B. Hans-Georg Gadamer, René Girard u. a.

Viktor Frankl warnt vor der zu starken Dominanz der Psychologie, dem Psychologismus, weil dieser sich zu schwerpunktmäßig psychischen Prozessen im Menschen und unter Menschen widmet und weniger den Prozessen, die er die geistigen nennt und mindestens in einer Therapie für ebenso wichtig, wenn nicht überlebensnotwendiger sieht als die ausschließliche Beschäftigtheit mit der Psyche.

Zusammenfassend lassen sich ganze Bereiche der „Psychologien" in Bezug zu Frankls „geistiger Person" so auflisten:

- Die Psychoanalyse sieht den Menschen vor dem Hintergrund seines Triebsystems („Willen zur Lust").
- Die Individualpsychologie Adlers sieht den Menschen vor dem Hintergrund seines sozialen Netzwerkes („Willen zur Macht").
- Die Existenzanalyse und Logotherapie Frankls sieht den Menschen vor dem Hintergrund des Sinns seines Lebens und dessen Werten, indem er das Geistige in jedem Menschen, eben auch dem „unheilbaren", weiß und anspricht („Willen zum Sinn").

Geist, Geistiges… Im akademischen Oberbegriff der „Geisteswissenschaften", die wohlwollenderweise als zugehöriges Gegenteil der Naturwissenschaften gesehen werden, unwohlwollenderweise in dieser Welt als überflüssig eingestuft oder panikartig als bereits im endgültigen Rückzug vor der digital-virtuellen Welt diagnostiziert werden, findet es sich noch. Das Wort vom Geistigen, dem Geist des Menschen.

In den Therapiewissenschaften – und diese wachsen immens mit der gefährdeten Gesundheit unserer Gesellschaften – wird dieses Geistige im Menschen eine ähnliche Renaissance erfahren wie es die Boom-Entwicklung der Spiritualität auf anderer Ebene schon zeigt.

Der Mensch, erinnert auch Frankl immer wieder, ist ein In-dividuum, wörtlich aus dem Lateinischen: ein Unteilbares, das keine Dividiertheit, Geteiltheit ertragen kann.

Frankls „psychiatrisches Credo“, wird heute nach der Ethik therapeutischer Berufe übertragen auf unsere Institutionen der Heilpädagogik, der Altenpflege, der Arbeit der Schulen bei ihrem Inklusionsauftrag, auf Beratungsstellen für Suchterkrankte.

„Lebende Leichname“ gibt es nicht bei dem Stand unseres Wissens der Wissenschaft, unseres sich ausweitenden therapeutischen Handlungsrepertoires, unseres Wissens um Empathie und Authentizität – und vor allem beim Wissen um das Geistige in jeder Person, das unzerstörbar ist.

Frau G. auf der Pflegestation oder Herr T. auf der Wachkoma-Station sind Beispiele für das Geistige im Menschen, das in jedem angenommen wird und gepflegt sein will. Oft genug erst dann, wenn das Geistige wieder geweckt wurde, denn im Leiden leidet auch das Geistige mit, kann aber durch die künstlerischen Medien wie Musik, Bild, Bewegung, Tanz ausgedrückt werden, hör- und sichtbare Gestalt annehmen, die in der Nähe zur Therapeutin und ggf. Mitpatienten mit-geteilt wird, zur Mitteilung wird.

James Hillman, der Arzt und Therapeut, beschwört immer wieder, dass die Zukunft der Heilkunst in den Künsten liegt. Eine Patientin, die nach einer Mamma-Carzinom-OP ihre Brüste in schwarzen Kreisen malt und sich mit ihrem neuen Körperselbstbild auseinandersetzt, indem sie sich über die bildnerische Gestaltung mit diesem konfrontiert, also zusammensetzt, ändert etwas in sich während des Prozesses der Gestaltung. Sie ändert aktiv und nicht passiv.

Eine mitsummende Frau G. im Pflegeheim oder ein mitsingender und dirigierender Herr T. auf der Wachkoma-Station ändern sich selbst im gestalterischen Tun, verhindern, unterbrechen Endlosigkeit als Lebensbedrohung für das Geistige in sich, Bedrohung für den Sinn, den Logos seines Leidens.

Auch in der mitgehenden Rezeption beim gemeinsamen Anhören einer Musik vom Tonträger oder einem Für-Spiel der Therapeutin für die Patientin, ohne aktives Mitgestalten, wird das Geistige aktiv in ihr. Mindestens das unbewusst Geistige.

In der Musik, sei sie noch so sparsam und leise und fein in der Beziehung zwischen Therapeutin und Klient, liegt die Ressource des Geistigen: Bereits vor jedem Singen liegt Musik im Hauchen, im hörbaren Ausatmen enthalten ebenso wie vor jedem streichelnden Halten einer Hand die kleine basale Berührung der Haut.

Basale Stimulation in die Pflege der Körperhygiene einzubeziehen ist ein sensationeller Umschwung in der Pflege. Basale Stimulation taktil-haptisch und auditiv (SBS, also Synchrone Basale Stimulation auf taktil-haptischer und auditiv-musikalischer Ebene), unabhängig von der Pflege der Körperhygiene, ist Aufgabe der therapeutischen Beziehung zu unseren Klienten.

Der unbewusste Geist, das unbewusste Geistige

Viktor E. Frankl geht von einem „unbewußten Geist“ aus, der auch mitten in der Psychose (im Leben mit einer Behinderung und Mehrfachbehinderung) nicht zerstört werden kann. Unbewusster Geist, betont Frankl, muss allein schon aus Gründen der Würde jedes Menschen in diesem sicher vorausgesetzt werden. Für soziale Berufe heißt dies: im Menschen im Koma, in der Demenz, im hirnverletzten Zustand.

Frankls Philosophie sieht in jeder Existenz des Menschen auch den „unbewußten Geist“ und nennt diesen als Gefäß für die Empfindung jedes Menschen von Freiheit, Verantwortung und „persönlicher Religiosität“.

Persönliche Religiosität wird dabei von einer Zugehörigkeit zu einer bestimmten Religion unterschieden und meint die Fähigkeit des Menschen zu einem „Hinauslangen“ des Menschen über seine Welt hinaus.

Dies „Hinauslangen“ birgt eben auch und ganz zentral die „transzendente Funktion“ der Musik, wie wir sie im Kap. „Funktionen“ auf S. 54 reflektierten.

Während eine Religion, überhaupt Religionen, immer den Griff nach einem Gott meinen, hingegen christlicher Glaube den Griff Gottes nach dem Menschen bezeugt (der Schweizer Theologe Karl Barth) meint die „persönliche Religiosität“ jene in die Transzendenz zeigende Geistigkeit jedes Menschen.

Folgende Szene aus der Hospizarbeit versucht dies zu umschreiben, in der ein Sohn seine Mutter im Hospiz besucht und den Besuch seinen Geschwistern brieflich schildert. Vorher hatte er seiner Mutter ein Gedicht aus indianischer Kultur erst vorgelesen, danach ein zweites Mal gesungen (auf Anraten und mit einer kleinen Anleitung durch die Musiktherapeutin, die im Hospiz auch „freies Tönen“ anbot). Singen lernten die Angehörigen im Stile einer sog. Tuba des Mittelalters, in dem lange Texte auf einem Ton gesungen wurden mit bequemen Halb- oder Ganztonabweichungen nach unten.

„Wenn Du einmal erwachst in der Morgenfrühe
Bin ich das schnelle Aufsteigen
Der Vögel im kreisenden Flug.
Ich bin das sanfte Sternenlicht der Nacht
Über Dir und werde nicht irgendwo unten sein.
Ich schlafe nicht, wenn du an mich denkst.“

Die Beschreibung der Mutter durch den Sohn, der seinerseits selbst Arzt ist.

„Unsere Mutter spricht nicht mehr, aber sie regte mein Denken darüber an, was sie wohl zu diesem Gedicht sagen wollen würde? Wie würde sie Licht und Dunkelheit deuten, wie empfindet sie die Stunden des Alleinseins hier in ihrem Zimmer mit warmen Farben und Wärme der Luft? Verspürt sie Unruhe? Bitterkeit? Unverständnis? Und schlummert in ihr trotz alledem vielleicht doch die Gewissheit, an unsichtbarer Hand auf einem Weg geführt zu werden?

Wir Besucher bekommen von ihr keine eindeutigen Antworten auf unsere Fragen. Und doch gibt es Andeutungen für das, was sie wohl fühlen und in ihrem Kopf umhergehen lassen mag. Es sind ihre Signale, die von den Bewegungen der Augenlider kommen, wie ich sie aus meiner Klinik von Patienten kenne während ihrer Traumphase mit den Rapid Eye Movements (REM). Es sind letzte Bewegungen der Mundmuskulatur außerhalb von Gähnen oder Husten, während ich las und sang. Ihre Augen signalisieren mir durchaus eine Verbindung zu mir und den anderen, die sie besuchen – ich vermute, dass es da eine Voraussetzung für diese Verbindung gibt: Ich oder andere Besucher sollten mit Zuversicht, mit der schweigsamen Kraft des Tröstens an ihr Bett kommen – was die eigene Trauer und Trostbedürftigkeit ja nicht ausschließt.

In Bezug zu dem Gedicht konnte ich in ihren Augen weder Finsternis noch Einsamkeit noch Kleinmut oder Unruhe lesen. Bitterkeit über diesen langen Zustand ihres Siechtums schon gar nicht!

Auf der Rückfahrt von ihr fiel mir außerdem ein, was die Therapeutin mir sagte: „Wir können nicht fühlen, was der Angehörige, der nicht mehr spricht oder nie sprach, fühlt. Aber *wie* unser Gegenüber fühlt, das können wir sehr wohl mitfühlen. Aber das haben Sie ja besser gelernt in Ihrem Studium bei dem Stichwort Gegenübertragung oder Spiegelneuronen, nicht, Herr Dr.?

PS: Ja, hatte ich gelernt, aber vergessen. Bei unserer Mutter spielt wohl so etwas immer mit, aber ich weigere mich, die damals gelernten Fachtermini dafür zu nutzen. Hier an Hannas Bett bin ich nur Sohn und Euer herzlich grüßender Bruder NN“.

Bei der Beerdigung wurde das indianische Gedicht vorgetragen und in demselben Trauergottesdienst auch Dietrich Bonhoeffers Gedicht.

Dunkel und Licht
Gott, in mir ist es finster
Aber bei dir ist Licht
Ich bin einsam,
aber du verlässt mich nicht.
Ich bin kleinmütig,
aber bei dir ist Hilfe,
ich bin unruhig,
aber bei dir ist Frieden,
in mir ist Bitterkeit,
aber bei dir ist die Geduld.,
ich verstehe deine Wege nicht,
aber du weißt den rechten Weg für mich.

Im Gespräch beim „Leichenschmaus“ (die Verstorbene kam von einem Bauernhof und wurde auf dem heimischen Friedhof beerdigt„mit vollem Ritual“ wie der Pfarrer sagte, d. h. anschließendem Kaffee und Kuchen und „Kurzen“) waren sich die Kinder von ihr, der Hausarzt und der Pfarrer darin einig, dass es in den letzten Zeiten vor dem Ende, vor dem

Ziel eines Lebens, immer wirkt, wenn wir nach Musik oder Worten suchen, sie finden und dem Menschen auf seinem Weg zum Ziel anbieten: Ob das indianische Worte oder christlich geprägte wie die von Dietrich Bonhoeffer sind. Ob die Musik sakralen, religiösen Ursprungs ist oder weltlichen.

Ihr Sinn wird wirken. Durch sämtliche Blockierungen der Wahrnehmung hindurch, über alle Begrenzungen der Wahrnehmung hinweg.

Es müssen nicht immer die Ansprüche an Zauberworte Eichendorffs oder Zaubertöne sein, die Schlüssel zum Geistigen und Seelischen sind. Mit der „prinzipiellen“ Liebe des therapeutisch Begleitenden zum Mitmenschen (lat. principium = anfänglich Gelegtes, Grundsätzliches) werden alle Töne, Worte, Bilder, Gesten, die in die Beziehung zum Gegenüber eingebracht werden, zu Zaubertönen, Zauberworten im Sinne eines Sinns, der über die Sinne, unsere Sensorien, erschlossen wird.

Zum Ende, zum Ziel kommen: Therapie, Spiritualität und Religiosität

Jörg Zimmermann, Psychiater und Vorsitzender der Gesellschaft, die sich der Pflege und Weiterentwicklung der Psychotherapie Viktor E. Frankls annimmt, ist neben seiner Klinikleitung Professor am Institut für Musiktherapie und der Welt, in die dieses Buches einführt, eng verbunden.

Er hat in einem Grundlagenaufsatz mit der gleichen Überschrift, wie sie dieser Schlussbeitrag trägt, nur in umgekehrter Reihenfolge (s. Lit.) Definitionshilfen zu Gemeinsamkeit und Abgrenzung von Religion, Religiosität und Spiritualität gesammelt, wie wir sie in den verschiedenen Therapieschulen überwiegend nutzen und die hier rezipiert werden sollen.

Auch, weil dies Buch von einem Institut herausgegeben ist, dessen Hintergrund ein christlicher (römisch-katholischer) ist, welcher aber Fachschüler, Studenten und Dozenten und den Autor dieses Buches mit protestantischem Hintergrund integriert. Zusammenfassend die Definitionshilfen:

- Religion und Spiritualität sind geschichtlich eng miteinander verbunden, weil „spirituelle Praktiken wie Gebet, Meditation, Kontemplation fast immer auf dem Boden konkreter Religionen sind“.

Ergänzt sei hier, dass Tanz und Musik, ersterer in den vorchristlichen bis zurück zu archaischen Religionen, feste Bestandteile der Rituale eines Gottesdienstes oder Götterdienstes waren. Der „Chor“ (griech.) meinte den Raum vor dem Altar, auf dem getanzt wurde. Die Beibehaltung des Wortes bis in unsere heutigen christlichen Kirchen hinein, erinnert an diese lange Geschichte, in deren Verlauf der Tanz im Chor verschwand, dafür der Musik gänzlich den Raum überließ. Der Musik, die früher den Tanz auslöste, trug, verstärkte.

- Spiritualität, so Zimmermann, wird heute zunehmend positiver emotional besetzt als Religion. Grund: Religion, Religiosität, die von Kirchen organisiert wird samt ihren traditionellen Zeremonien und Ritualen, „spricht“ den modernen Menschen immer weniger an.

(Ergänzung hier: Zunehmend mehr Teile der Bevölkerung kennen „Kirche" auch nicht mehr, weil sie ihr bisher nicht begegneten. Umfragen zeigen, dass unter den Besuchern der großen Kirchen wie dem Kölner Dom, Notre Dame usw. der Anteil derer wächst, die vom sakralen Raum und den rituellen Angeboten in Wort und Musik fasziniert sind – aber noch nie vorher Kontaktmöglichkeiten angeboten bekamen. Dies Fasziniertsein kann sehr wohl Frankls Annahme vom grundsätzlich Geistigen in jedem Menschen ebenso verstärken wie die „Macht der Musik", transzendierende Funktion haben zu können.

Ein „basaler" Bezug zwischen Spiritualität und Musik ergibt auch die Sprachforschung: Der hinter „Spiritualität" stehende „spiritus" meinte im Lateinischen noch den Atem, das Atmen, den Hauch, die Luft, also die Voraussetzung für jeden stimmlichen Ausdruck, für Summen, für Singen.

Das ältere griechische Wort „pneuma" mit derselben Bedeutung wie spiritus lieferte den Kern für die altrömische Ärzteschule der „Pneumatiker", die alle Lebenserscheinungen auf den Atem (Pneuma) zurückführte. Pneuma steckt in der Fachbezeichnung für unsere heutigen Lungenfachärzte, die Pneumologen, und steckt im Namen der früheren pneumatischen Orgeln bzw. deren Blasebalgtechnik.

Die zentrale Bedeutung des menschlichen Atems und damit allen menschlichen stimmlichen Ausdrucks, der immer auch von den Bausteinen der Musik geprägt ist, ob wir sprechen oder singen (Rhythmus, Dynamik, Klang, Melodie und Form), war in der Antike verbunden mit der Pneumatologie, der Denkrichtung, die wir heute Psychologie nennen.

„Summe, singe, achte in deiner Sprechstimme auf deren Prosodie (Musik) darin – und du bist psychologisch tätig. Weil du auf die Psyche deines Gegenübers einwirkst!" Singende therapeutische Begleiter werden nicht dadurch Psychologen, aber Psychologen und Psychotherapeuten würden einen wesentlichen Kern ihres Handelns ignorieren, wenn sie nicht den Zusammenhang ihrer Berufsbezeichnung zu Atem, zum Atmen, zum Singen in ihr Handeln einbeziehen.

Die Kirchen engten die Bedeutung für „Spiritualität" dann ein und verstanden und lehrten darunter Frömmigkeit, geistliches Leben, Gottergebenheit.

Von diesen Bedeutungen heute entschlackt ist „Spiritualität" etwas, was auf keine bestimmte Religion begrenzt ist. Umgekehrt kommt keine Religion aus ohne Spiritualität.

Insofern kommt Spiritualität der „persönlichen Religiosität" nahe, wie sie Viktor E. Frankl dem „unbewußten Geist" in jedem Menschen zuordnet.

Zimmermann verweist auf die Sprachwurzeln von Religion: „relegere (lat.) = Wiederaufsammeln, im übertragenen Sinne „Bedenken, Achtgeben". Erst seit dem 18. Jahrhundert wird „Religion" in unserem Sprachgebiet als Glaubenssystem definiert.

Ergänzungen dazu: „Religio" bedeutete bei anderen Sprachforschern (Stowasser) „Rückbindung" im Sinne von Sicherheit, wozu später erst engere Bedeutungen zugeordnet wurden wie die „Gottesfurcht, Frömmigkeit, Heiligkeit, Rücksicht, Skrupel, Pflicht, Gewissenhaftigkeit".

Heute umfasst der Begriff „Religion" ein breites Spektrum, das von Religionen mit gewaltbereitem Fundamentalismus über Esoterik bis zu „Wellness-Religionen" reicht und Letzteres durchaus verwandt ist mit dem Gedanken, dass heute „Gesundheit" für sich genommen und für viele den Status einer Religion anzunehmen im Begriff ist.

In der Arbeit von Zimmermann wird eine Erkenntnis aus den Überblicken über mehr als 1000 Studien in den einhundert Jahren nach Sigmund Freud einschließlich heutiger interdisziplinärer Studien deutlich:

Bei der Zusammensicht von Religiosität und seelischer wie körperlicher Gesundheit ist für die therapeutisch-pflegerischen Berufe wichtig zu wissen, dass eine stärker ausgeprägte Religiosität eindeutig gesundheitsfördernd ist.

Eine solche grundsätzliche Folgerung schließt natürlich wie überall nicht die Abweichungen und Ausnahmen aus, wo Krankheiten und seelische Behinderungen gerade durch eine religiöse Überbetonung entstanden sind oder andere Krankheiten und Behinderungen begünstigten. Religiöse Wahnideen, „ekklesiogene" Neurosen fördern natürlich Zwangsstörungen u. a.

Religiosität grundsätzlich als förderlich für Gesundheit, also auch die therapeutischen Begleitungen von Krankheit, Alterskrankheit und Behinderung zu sehen, entspricht auch der Erkenntnis von Viktor E. Frankl, der vom jüdischen Glauben im christlichen Umfeld geprägt und aufgewachsen war, dass (ärztliche) Seelsorge und Psychotherapie zusammengehören – und auch voneinander abgrenzbar, mindestens aber aufeinander beziehbar sein müssen.

Das Denken und Handeln im Bereich von Gesundheit und Krankheit und damit in unserer Arbeit in medizinischen und therapeutischen sowie pflegerischen Berufen ist keine Religion, aber wie Religion basiert alle Arbeit, die beruflich mit Menschen zu tun hat (Interaktionsberufe) und nicht mit Maschinen und Waren auf bestimmten Ethiken, also den Lehren vom „rechten" Handeln, auf bestimmten Ritualen und bestimmten Prinzipien.

Dies fordert die von Religionszwängen frei gewordene Spiritualität nicht.

Für alle Therapien, die gezielt auch die Psyche und „das Geistige" im Menschen ansprechen, besonders die künstlerischen Therapien und darin wiederum besonders die Musiktherapien, gilt das „Ablegen" des eigenen (Musik-)Geschmacks, der eigenen Bevorzugung, der eigenen Lieben zu bestimmten Stilen und Gattungen an der inneren Garderobe, wenn wir uns unserem Klienten zuwenden. Dann gilt die Orientierung an dessen bevorzugten (Musik-)Stil und dessen Repertoire, was wieder nicht ausschließt, dass wir mit etwas Neuem wesentliche therapeutische Fortschritte mit unserem Klienten bzw. in einer Gruppe erreichen können.

Die freie musikalische Improvisation, das musikalische Spiel mit Instrumenten (und der Stimme), die jede und jeder „kann", seit wir im freien Spiel als Kleinkind mit unseren Bezugspersonen kommunizierten, ist im Repertoire musiktherapeutischen Handelns eine der größten Chancen, die verschiedenen musikalischen Prägungen in jedem von uns zurückzustellen – zugunsten der Neugier und neuen „Lust am Spiel“. Und diese erleben wir in den Fallvignetten in diesem Buch z.B. mit Frau G. und mit Herrn T. und erleben sie in jeder Begegnung mit unseren Klienten – Voraussetzung ist die vertrauensvolle Beziehung zwischen uns und ihnen.

Bei einer Therapeutin, der der Klient oder die Gruppe ungern begegnen, kann kein noch so im Aussehen und Klang interessantes Instrument faszinieren, kann keine Einladung zu welchem Gestalten auch immer „blühen“, weil eine Therapie, in der Musik oder Malen oder Theater oder Poesie das vermittelnde Medium sein soll, grundsätzlich zu den Beziehungstherapien gehört. Den Therapien, in denen die Beziehung zueinander der Kern möglicher positiver Veränderung im Leiden des Patienten ist.

Zurück und abschließend zum Thema „Umgang mit den Religionen, den Religiositäten und spirituellen Neigungen“ unserer Patienten: Solange die es nicht sind, die den Patienten zum Patienten machten oder sein Leben zusätzlich belasteten und belasten, haben wir mit ihnen ebenso respektvoll umzugehen wie mit den unterschiedlichsten musikalischen Sozialisationen, den „verschiedenen Geschmäckern“. Wo sie, die religiöse Rück-Bindung (re-ligio), die spirituelle Neigung konstruktiv eingebunden werden kann in unsere therapeutische Begleitung, in der musiktherapeutischen eben die sakrale Musik, da ist sie zusätzlicher Support für die gesunden Teile unserer Klienten.

Ein kleiner Einblick in das „Glaubensspektrum“, von dem unsere Klienten und ihre Angehörigen geprägt sein können. Zeitgleich hängen Menschen heute an der Theologie von

- Schleiermacher zu Zeiten der Romantik („Religion als Gefühl der [...] Abhängigkeit) oder an der von
- Karl Barth (Religion ist der Griff des Menschen nach Gott, christlicher Glaube ist die Bezeugung davon, dass Gott nach dem Menschen greift) oder an der von
- Sigmund Freud, Karl Marx, Ludwig Feuerbach oder Friedrich Nietzsche (Religion ist Projektion der Sehnsüchte des Menschen, ist Vertröstung auf das Jenseits, die Ewigkeit, also wieder eine Vorstellung des Menschen) oder an der von
- Dorothee Sölle und Ernst Bloch (man kann auch atheistisch an Gott glauben) oder mit Dietrich Bonhoeffer konstatieren, dass man einer religionslosen Zeit entgegengeht, was die einen Klienten erfreut und andere in Panik versetzt oder sie hängen an
- nichtchristlichen, aber zunehmend bei uns beliebten fernöstlichen Religionen wie dem Buddhismus (die buddhistische Lehre des Dalai Lama ist quer durch alle Bevölkerungsschichten bei uns beliebt) oder sie hängen an den
- islamischen Glaubensrichtungen, deren Spektrum von offener Glaubensauffassung über die fundamentalistische bis zur gewaltbereit-fundamentalistischen reicht (also einem Spektrum, wie es die christliche Kirche bis zur Reformation auch aufwies).

Wir sind in den therapeutischen Beziehungen gehalten, dass wir solche Rück-Halte, wo sie denn Rückhalte bieten, als vorhandene Ressourcen nutzen. Mit Ausnahme natürlich jeder Religiosität, die Gewalt erlaubt.

Der Theologe Christoph Ehricht thematisiert das Verhältnis von Religion und Kunst und sieht Kunst und Künste als autonome Kräfte, die aber auch dem Menschen die Sinne dafür öffnen können, „hinter der Wirklichkeit, die wir sehen oder über die wir verfügen können, an der wir leiden oder über die wir uns freuen, noch eine andere Wirklichkeit, eine zweckfreie, beständige, schöne [...] erschließen können".

Womit wir wieder bei der transzendierenden Funktion sind, die die Künste und unter ihnen die Musik besonders einnehmen kann. Ehricht erinnert und teilt Dostojewskis Lebenserfahrung: Schönheit wird die Welt erlösen, nicht Wahrheit.

Sich in der therapeutischen Beziehung mit der Religion, Religiosität, persönlichen Religiosität und dadurch immer auch mit der Spiritualität unserer Klienten zu beschäftigen, fordert von uns, die wir therapeutisch begleiten, eine Haltung gegenüber Religiösem, die ähnlich ist wie unsere Haltung gegenüber dem Musikgeschmack des Klienten im Vergleich zu unserem eigenen zu sein hat.

Nicht „entweder – oder", sondern „sowohl als auch" gelten zu lassen. Und damit sind wir auch wieder Viktor E. Frankl nahe, der im künstlerischen Tun die geistigen Potentiale des Menschen aktiviert sieht, welche bis in seine „Tiefenperson" reichen, also bis zum „unbewußt Geistigen".

Vom „Mitleid", das wir fühlen dürfen

In unseren heutigen Helferberufen werden wir hoffentlich nicht vom Helfersyndrom gesteuert, das die eigene Hilfsbedürftigkeit maskiert durch die Hilfe, die wir anderen anbieten, im Helfersyndrom auch aufdrängen wollen. Oft genug wird in diesem Zusammenhang in Helferberufen die Empfindung von „Mitleid" verpönt und mit inflationär genannter „Empathie", „Authentizität", „Achtsamkeit" ausgetauscht.

Mitleid in der heute so zweifelhaften Bedeutung ist in der Tat kein konstruktiver Baustein in unserer Motivation zum therapeutischen Begleiten. Aber in einer früheren Bedeutung, einer sehr frühen, wäre es auch heute ein zentral wichtiger Baustein zum Begleiten von Menschen, die leiden.

Papst Franziskus ist kein Sprachforscher, aber Kenner der Sprache und als solcher erinnert er daran, dass das griechische Wort für Mitleid splanchn'izomai heißt und gebildet wurde aus einem Begriff, „der für Mutterleib steht, für Eingeweide. Mitleid ist wie die Liebe des Vaters und der Mutter, die sich zutiefst um ihr Kind sorgen, eine Liebe ganz aus dem Bauch heraus."

Der Papst als entwicklungspsychologischer Beitragender...

Alle unsere heutigen Begriffe, die wir unserer Beziehung zu unseren Patienten und Klienten voranzusetzen versuchen – Empathie, Authentizität, Identifizierungsvermögen usw. usf. – sind für die Arbeitsbereiche Altenpflege, Behindertenpädagogik, Heilpädagogik in dieser ursprünglichen Definition von Mitleid dem Schwächeren gegenüber, dem Kind, auch wenn es umhüllt ist von einem erwachsenen Körper, enthalten.

Wem diese Begriffe immer noch zu stark besetzt sind, der kann es mit Lukas 2 halten, der Weihnachtsgeschichte. In der lateinischen Fassung heißt es: „Pax homi nibus bonae voluntatis“.

Martin Luther hatte es etwas zu eng übersetzt mit „Friede den Menschen seines (Gottes) Wohlgefallens“.

Richtiger ist die Übersetzung: „Friede den Menschen, die guten Willens sind.“

Dieser „gute Wille“, dieses so verstandene „Wohl-Wollen“ umfasst eigentlich alle anderen oben genannten Begriffe, mit denen wir unsere Beziehungen zum Klienten und Patienten auch in anderen Praxisbereichen als denen der Altenpflege, Heilpädagogik usw., also Psychiatrie, Psychosomatik, überhaupt in der Schulmedizin, umschreiben.

Wohl-Wollen dem „Gegenüber gegenüber“ reicht völlig für therapeutisches Begleiten. Und soziales Leben überhaupt.

18. Einführung zum Praxisteil der Spiel-Beispiele

Es gibt keine therapeutischen Spiele oder pädagogischen Spiele oder heilpädagogischen Spiele.

Es gibt immer nur Spielmodelle, die wir als Anbietende für die jeweiligen einzelnen Gegenüber oder Gruppen aufbereiten und anbieten mit den jeweils nötigen Modifikationen, die ein Spielangebot für unsere Gegenüber auch spielbar macht.

Die oft als „Rezeptbücher" verpönten Spielsammlungen werden nur von denen verpönt, die die Anregungen darin buchstabengetreu, d. h. statisch und ohne Orientierung am jeweiligen Gegenüber umzusetzen versuchen und meist dabei scheitern, weil jede Affektabstimmung oder Berücksichtigung der Atmosphäre usw. fehlt.

Wenn wir hingegen solche Sammlungen als Ideen verstehen, die wir dann modifiziert in unsere Begegnungsgestaltungen einbringen, werden Spielprozesse mit Leben erfüllt, mit Vitalität und deren Affekten.

Die Art und Weise wie wir das Angebot, die Spieleinladung, sorgfältig am Können, an der Einschränkung unserer Gegenüber und an der aktuellen Atmosphäre zwischen uns orientieren und die Art und Weise, wie darauf reagiert wird, entscheidet, ob ein Spielprozess therapeutisch oder pädagogisch oder heilpädagogisch wirkt. Oder gar nicht, weil unsere Affektabstimmung nicht gelingt.

Spielen – ob verbal angeboten oder nonverbal – betont jeweils eine der drei Wahrnehmungsbereiche des Menschen besonders. Unser Klient verteilt die zur Verfügung stehende Energie auf:

- Selbstwahrnehmung SW (das eigene Erleben),
- Fremdwahrnehmung FW (das Gegenüber oder die anderen Gruppenteilnehmer in ihrem Erleben),
- Kontextwahrnehmung KW (der Raum mit seinem Licht, seiner Temperatur, seinen Farben, Winkeln und Gegenständen, der Ort, die Zeit der Begegnung).

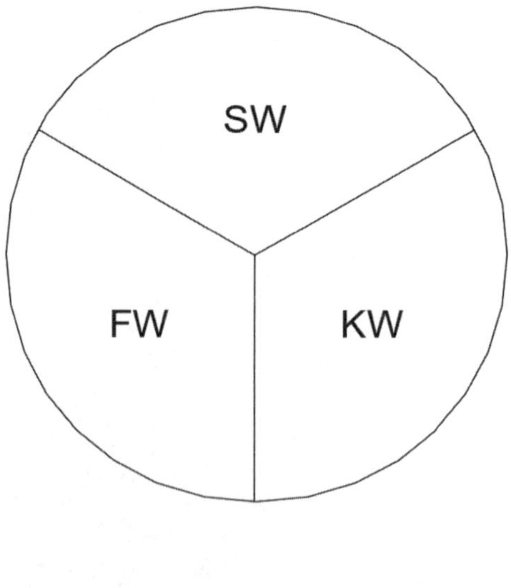

Gleichmäßig aktiviert sind diese unsere Wahrnehmungsrichtungen nie. Wir schärfen mal die eine, mal die andere Wahrnehmungsrichtung. Wir switchen ununterbrochen in der Aufnahme der Reize um uns her.

Menschen ohne eingegrenzte Wahrnehmung nehmen wie Menschen mit eingegrenzter, gestörter Wahrnehmung nie „entweder – oder" wahr, sondern immer „sowohl als auch". Jedoch wird in jedes Menschen Wahrnehmung gerade die Selbstwahrnehmung oder die Fremdwahrnehmung oder die Kontextwahrnehmung besonders aktiviert und die beiden anderen Bereiche sekundieren. Der Blick des Kaninchens auf die Schlange fokussiert die Energie hauptsächlich auf das Gegenüber, also die Fremdwahrnehmung. Im Zustand der frischen Verliebtheit trifft dies ebenso zu.

Dann sieht die Verteilung vielleicht so aus:

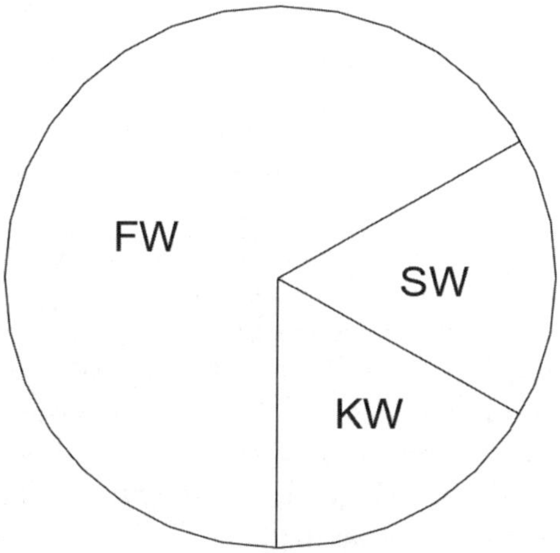

Der Computertyp, weit weg von seiner eigenen Emotionalität lebend und der von anderen, ist ein As in der Kontextwahrnehmung, aber verengt seine Wahrnehmung in den beiden anderen Bereichen:

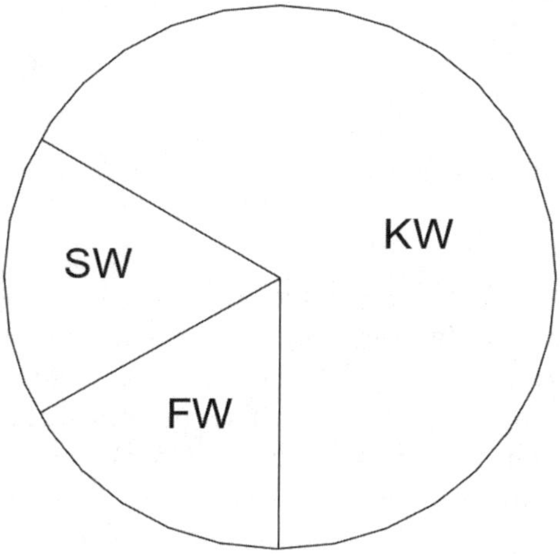

Der in Grübelzwängen über sich selbst feststeckende oder der narzisstisch einseitig sich sehende egozentrische Mensch investiert seine Energie in diese Wahrnehmungsstruktur:

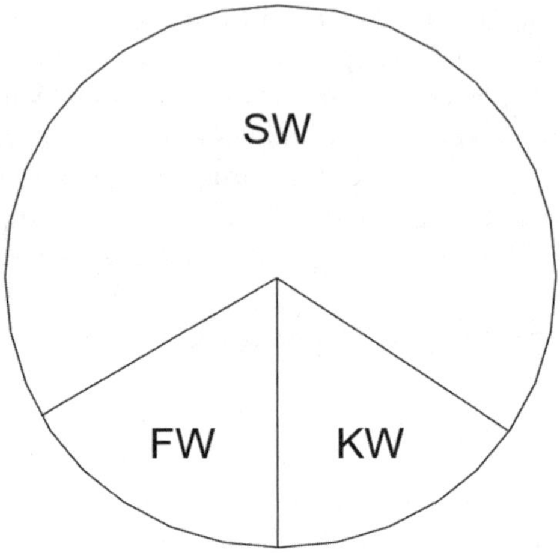

Spielangebote in der therapeutischen Beziehung ermöglichen uns, die eine oder andere Wahrnehmungsrichtung zu aktivieren, zu erweitern.

Oft wechseln diese Wahrnehmungsrichtungen innerhalb eines Spielprozesses mehrmals, manchmal wird nur eine Wahrnehmungsrichtung betont. Gesund ist, zwischen den Wahrnehmungsrichtungen wechseln zu können. Gesund ist, je nach Aufgabe, sich auf eine Wahrnehmungsrichtung konzentrieren zu können.

Wir sollten wissen, was unser Gegenüber braucht, wohin wir ihn begleiten wollen im Blick auf seine Wahrnehmungsstruktur.

Die gilt ebenso für eine weitere therapeutische Aufgabe und Hilfestellung, mit denen wir die Tausenden von musikalischen und mehrmedialen Spielsammlungen differenzieren können:

- erlebniszentrierte Spiele,
- übungszentrierte Spiele,
- konfliktzentrierte Spiele.

Vignetten zur Veranschaulichung, Veranhörlichung

Erlebniszentrierung:

Jede größere Liedersammlung, besonders für die Altenarbeit zusammengestellte Liedersammlungen mit (wahlweiser) Gitarrenbegleitung, bietet Lieder für die Jahreszeiten an. Oder Morgenlieder, Willkommenslieder, Abendlieder. Allein schon das gemeinsame Für-Singen, in dem die Therapeutin ihrem Gegenüber ein Lied vorsingt, für-singt, ist ein Angebot für die Erlebniszentrierung in der hörenden, vielleicht sogar zu-hörenden Klientin.

Dasselbe gilt für das Singen sinnvoll gewählter Lieder in Gruppen. Für jedes Singen gilt, dass wir den Text daraufhin überprüfen, ob nicht ein Anschlussgespräch weitere Sinngebung und Bezugsetzung ergibt. Wie sind die Erinnerungen an die Zeiten, Personen, Orte, mit denen dies Lied verbunden werden kann?

Oder:

Wir spielen einem Patienten mit z. B. erworbener Hirnverletzung und seitdem im Wachkoma liegend einen einzigen Ton auf der Triangel (Klangschale, Gong, einen Langtöner also) und zeichnen nach dem Anschlag für die Dauer des Tönens mit dem Stab einen Kreis in die Luft.

Für Herrn T. in der Fallszene auf S. 84/85 ist dies ein starkes Erlebnis, das seine verbliebene Wahrnehmung bindet und ihn den Raum, die Welt hinter dem kreisenden Ton anders wahrnehmen lässt. Eine Variante von vielen: Die Therapeutin singt zu dem ausschwingenden Ton den Namen des Patienten.

Oder bei einer verbalisierungs- und erinnerungsfähigen Patientin in der Geriatrie: Wir umspielen ein Foto von ihr als Kind mit Geschwistern und Eltern im Hintergrund, lassen sie bestimmen, welches Instrument für welche Person gespielt werden soll und wie die älteste Schwester, der kleine Bruder gespielt werden soll. Die Therapeutin und die Klienten teilen sich die Rollen auf nach Wunsch der Patientin. „Sie (die Therapeutin) spielt die Mutter, ich endlich mal den großen Bruder usw.“

Das ist Erlebniszentrierung, die sinngebend ist, wenn dem Alltagsablauf „Farbe“, also Sinn im Sinne von Viktor E. Frankl, fehlt. Oder wenn es um De-Zentrierung geht: Um bewusste Ablenkung von einem Schmerz des Körpers oder der Seele, den es jetzt im Augenblick nicht zu bearbeiten, sondern zu maskieren gilt.

Daraus ergibt sich der Übergang zur Konfliktzentrierungsmöglichkeit in jedem Spiel:

Konfliktzentrierungsmöglichkeit:

Das gleiche Spiel kann als Gefäß für ein Konfliktthema dienen:

Das Ein-Ton-Spiel mit dem Triangelstab oder dem Schlegel wird in die Hand eines Gegenübers gegeben, das sonst blockiert, das sich sonst scheut, etwas zu machen, Macht zu haben, eine Aktivität zu leiten.

„Sie (Frau, Herr NN) spielen den Ton und ich versuche den Kreis solange in die Luft zu zeichnen, wie ich Ihren Ton höre…“

Diese Erfahrung eines sonst scheinbar passiven Klienten in der Gruppe ermöglicht oft eine sensationelle Erfahrung für ihn: Ich mache etwas – und alle anderen folgen mir…

Narzisstische Defizite werden so in einem Spielprozess ausgleichbar und nicht selten holt der scheinbar passive Klient in der Einzelbegegnung oder in der Gruppe jahrelange Sehnsucht nach Machen, Macht und Führenwollen nach.

Übungszentrierung am Beispiel einer Einzelbegegnung oder in einer Gruppe im Altersheim:

Der eine Ton auf der Triangel (oder dem Gong usw.) soll vom Klienten oder der Gruppe als Kreis in die Luft gezeichnet werden (zuerst wenn möglich mit geschlossenen Augen, weil dann keine Rivalitäten, Vergleiche usw. entstehen, später mit offenen Augen).

Was hier geübt wird im Sinne von Training: Konzentration. Oder anders geschrieben: Kon-Zentrierung.

Die nachfolgenden Spielvorschläge stammen aus zwei Spielsammlungen (s. Lit.):

1) Fritz Hegi, Schweizer Musiktherapie-Pionier, veröffentlichte 1986 das Buch „Improvisation und Musiktherapie" bei Junfermann in Paderborn mit einer ausführlichen Spielekartei im Anhang, die die Möglichkeiten und Wirkungen von „freier Musik" zeigt. Dieses zur „Quellenliteratur" gehörende Werk ist 2010 neu herausgegeben worden im Reichert Verlag in Wiesbaden. Hegis Spielekartei basiert sowohl auf eigenentwickelten Improvisationsspielen als auch auf denen von Lilli Friedemann und dem Ring für Gruppenimprovisation.
   Dank für die Freigabe des Nachdrucks in diesem Band.
   Hegi, F., Improvisation und Musiktherapie, Reichert, Wiesbaden 2010.

2) Die zweite Sammlung gab der Autor dieses Buches bereits 1975 heraus und auch diese strebt in all ihren Neuauflagen seitdem dieselben Ziele an: Improvisierte Musik jedem Kind und Erwachsenen zugänglich zu machen als Ausdrucksmittel und Trainingshilfe für Wahrnehmungsentwicklung und damit Persönlichkeitsentwicklung.
   Decker-Voigt, H.-H., Musik als Lebenshilfe, Spiele mit den Bausteinen der Musik für die Schnittfläche zwischen Musiktherapie und Musikpädagogik, Eres Edition, Lilienthal 1975 (mit 7 Nachauflagen).

Alle Spiele weisen eine Überschrift aus, die der therapeutischen Begleitung in Therapie und therapeutisch orientiertem Musikspiel nur die grobe Zielrichtung angeben will. Jedes Spielmodell kann auch andere Richtungen im und für den spielenden Klienten nehmen:

Was dem einen ein ganzheitliches Erlebnis verschafft, ist für den anderen ein Training bestimmter Wahrnehmungs- und Bewegungsrichtungen. Was beim einen besondere Selbstwahrnehmung ermöglicht, ist für den anderen das Erlebnis der Fremdwahrnehmung, ein Du, ein Gegenüber kennenzulernen.

19. Spiele-Sammlung Beispiele für musikorientierte Praxis

Spiele mit und aus der Stille heraus (nach Decker-Voigt)

Bei allen Spielen mit Instrumenten und Stimmen gilt: „Sind Sie/seid Ihr bereit – für die Stille – aus der heraus beginnen wir…“. Wir erleben dann die Stille als Kleid für das künftige Klingen, das künftige Tönen, das aus der Stille heraus beginnt. Hier spielt das Spiel mit der Stille – als Nährboden für das, was wir hören.

Ein Spiel mit der Stille

Einstimmung durch Spielleitung/therapeutische Begleitung:

„Beginnen wir still zu werden –
und der Stille zu lauschen,
eine gefühlte Minute –
Wer mag mit geschlossenen Augen…

Danach bei Gesprächsmöglichkeit:

Was hörte ich um mich? Was in mir? Was machte das Hören mit meinem Körper als Hülle der Seele und des Geistes?

Vom Fahrradschlauch, der sich entleert (in der Einzelsituation und Gruppe)

Wieder in die Stille gehen,
wieder: wer mag mit geschlossenen Augen,
und aus der Stille heraus auf dem eigenen Ausatmungsvorgang ein „Pfffffff“ entweichen lassen –
und langsam leiser werden wie der Fahrradschlauch.

Drei Male wiederholen. Jede/r für sich bzw. zusammen mit dem einzelnen Gegenüber in der Einzelbegegnung.

Variante: Mit offenen Augen und die therapeutische Begleitung atmet im Tempo der Atmung des Gegenübers mit. (In Gruppen aufteilen in Zweiergruppen und A „pfft“ im Tempo von B, dann Tausch der Rollen).

Windmusik

Wie eben, aber diesmal denken wir in der Zeit der Stille an die Musik des Windes und „winden“ aus der Stille heraus so lange, dass es sich noch bequem anfühlt und anhört.

Auch die Variante vom „Fahrradschlauch“ ist sehr trächtig.

Dieses Spiel gilt auch als geeignete und bewährte Übung bei Hoch- und Disstress, mit Studenten vor einer Präsentation, einer Prüfung, mit Patienten vor einer

Untersuchung usw. – dabei wird das Ausatmen vier Male gestaltet, zwei Mal kürzer (eilig), zwei Mal sehr verlangsamend.

Ein-Ton-Musik

Stille und geschlossene Augen – aus der Stille heraus ein bequem sitzender Ton.

Mehr-Ton-Musik

Wie eben, aber Ton wechseln. Ist der neue Ton bequemer? Wieder Ton wechseln – bis zu kleinen, leisen Leierformeln.

Ein-und Mehr-Ton-Spiel instrumental

Mit Klangschale (Gong o. a. jedenfalls „Langtöner“): Alle bisherigen Spiele vom „Fahrradschlauch“ bis zur „Mehr-Ton-Musik“.

Folgende Praxismodelle sind aus der Spielekartei im Buch von Fritz Hegi (s. Lit.)

Vokal-Atmung

Idee: Die Vokale und ihre spezifischen Klangbereiche im Körper als Erweiterung der Atemräume einsetzen, durch unterstützende Bewegung verstärken.

Vorbereitung: Guter Bodenkontakt, stehend.

Ablauf: Die Vokale in ihrer bekannten Reihenfolge A, E, I, O, U durchspielen:
A = volle Öffnung der Arme nach vorne, „Empfangsgeste“, Öffnung des Herzes, des Gebens/Nehmens.
E = Seitliche Ausdehnung, Erweiterung der Körperverengungen Hals und Hüfte.
I = Wachheit und Schärfe des Geistes. Schneidebewegung mit vertikal gestellten Handflächen abwechslungsweise nach vorne.
O = Gleichzeitiges Erweitern, Tragen und Schützen des Bauchraumes. Gebeugte, umfassende Arme mit nach innen gerichteten Handflächen.
U= Alle Produkte des Menschen kehren zum Boden zurück. Nach unten stoßende Bewegung mit beiden Armen gleichzeitig auf Beckenhöhe.

Beachten: Die Tonhöhen: A = höhere Mitte; E = hohe Bruststimme; I = Kopfstimme; O = tiefere Mitte; U = tiefe Stimme. Der Vokalkreis geht von U über Ü zum I zurück als aufsteigende Kraft durch Beine, Rücken und Hinterkopf.

Stampfen

Idee: Stampfen ist Ausdruck eines Willens (Kinder!). Es ist übertriebener Kontakt und Loslösung von Boden sowie rhythmischer Nachdruck auf eine hier und jetzt gesetzte Realität.

Vorbereitung: Guter Bodenkontakt, schaukeln, Füße auf Stand zentrieren.

Ablauf:
a) Mit geschlossenen Augen leicht und relativ schnell auf Boden stämpfeln, beide Füße gleich.
b) Dasselbe, aber laut und stark.
c) Gleichlange rhythmische Phasen zwischen laut und leise vorstampfen, zuerst ganze Gruppe zusammen, dann abwechslungsweise eine und andere Gruppenhälfte bzw. Partner.
d) Wildes, chaotisches Stampfen, austoben.
e) Vom Boden wegspringen, möglichst keinen Bodenkontakt, kein Stampfgeräusch. (Kontaktverlust mit dem Wissen, dass man immer wieder auf dem Boden landet).
f) Gehen und den jedem jetzt eigenen Gehrhythmus mit leichtem Stampfen betonen. Nicht angleichen, beim eigenen Rhythmus bleiben! Mit der Zeit sich aufdrängende Angleichung zulassen und Händeklatschen sowie Stimme zur Unterstützung beiziehen.
g) Diesen Rhythmus beibehalten als Hintergrund und einzelne „Stampf-Solos“ in Kreismitte improvisieren lassen.

Langsame Bewegung (Slow motion)

Idee: Aura und Kontakt. Ausmessen von Bewegungsraum und Körperkontakt. Annäherungen und Ablösungen mit Zeit erleben.

Vorbereitung: Dunkler Raum, Augenbinde oder einfach Augen schließen. Sehr ruhige Klangmusik spielen oder vorspielen. Hindernisse und gefährliche Gegenstände wegräumen. Leiter überwacht das Geschehen.

Ablauf:
a) Teilnehmer stehen im Raum und bewegen sich ganz langsam auf ein Zentrum zu, das der Leiter durch akustisches Zeichen vorgibt. Hände bei Begegnungen leicht nach vorne strecken.
b) Nach den ersten Berührungen sich in einen Körperknäuel verdichten. Jeder Teilnehmer so eng, wie er sich noch wohlfühlt. Musik aussetzen.
c) Musik wieder einsetzen und ebenso langsam wieder lösen. Eigenen Raum suchen. Keine Berührung, keine Stützen. Musik aussetzen und Bewegung zum Stillstand kommen lassen.
d) Musik noch einmal einsetzen und freie Wahl der Bewegung mit offenem Ende…

Perkussions-Tanz

Idee: Perkussionsinstrumente wurden erfunden, um mit ihnen zu tanzen; ihr Einsatz kommt aus der Tanzbewegung heraus.

Vorbereitung: Alle vorhandenen Perkussionsinstrumente zusammen mit einer Tanzbewegung ausprobieren. Auch Klatschen, Schnalzen, Konsonanten der Stimme und Geräusch-Gegenstände sind Perkussion.

Ablauf:
a) Mit einem Tanz in Kreismitte beginnen und das Perkussionsinstrument einfach mitschwingen lassen.
b) Diesen nun entstandenen Rhythmus verstärken, unterstützen, imitieren, verdoppeln, etwas dagegensetzen usw. Den initiierten Tanz zusammen weiterentwickeln.
c) Der „Rhythmus-Spender" bleibt entweder in der Mitte und treibt den Tanz an, intensiviert das Tanzspiel oder fügt sich in den Kreis ein und schickt einen anderen Spieler in die Kreismitte; wieder wie (a) usw.

Energie-Kreis

Idee: Konzentration auf vorhandene Energie, geben und nehmen.

Vorbereitung: Im Kreis sitzen oder stehen. Linke Gehirnhälfte (linkshemisphärisch) und rechte Körperseite sind zusammen die gebende, strukturierende, produktive, planende Seite des Menschen (auch Sprache). Rechte Gehirnhälfte (rechtshemisphärisch) und linke Körperseite sind zusammen die nehmende, empfangende, emotionale, kreative, spontane Seite des Menschen (auch Musikalität).

Ablauf:
a) Hände fassen, linke Hand nach oben geöffnet (empfangen), rechte Hand nach unten geöffnet (abgeben); Arme ganz fallen lassen.
b) Augen schließen und über Atem Körper völlig entspannen. Zulassen, was ankommt, abgeben, was möglich ist, und sein lassen, was da ist.
c) Energiestrom, der von linker Seite kommt, durch Körper fließen lassen und rechts wieder abgeben.

Variante: Mit ebendiesem Strom einen Ton mitgeben und kreisen lassen.

Lösung blockierter Energien

Idee: Verspannte, schlafende oder falsch gestützte Muskeln blockieren den Energiefluss im Körper und hemmen dadurch die Wahrnehmung von Gefühlen und den kreativen Ausdruck.

Vorbereitung: Leichte Kleidung. Holz- oder Naturboden. Genügend Raum.

Ablaufvariationen:
a) Mit Einatmung die Arme hinten seitlich bis über den Kopf hochziehen und mit Ausatmung Arme und ganzen Körper nach vorne fallen lassen. Atem- und Stimmgeräusche voll mitgehen lassen.
b) Rückenlage: Beine gerade nach oben strecken, als müsste eine Decke gestützt werden, Füße angezogen. Bewusst atmen.
c) Rückenlage: Beine gestreckt und langsam mit Strampelbewegungen anfangen. Verstärkung der Bewegung evtl. mit Unterstützung derselben Bewegung mit den Armen. Atem- und Stimmgeräusche mitgehen lassen.
d) Rückenlage: Beine leicht angezogen. Hüfte heben und senken. Beim Heben einatmen, beim Senken ausatmen.
e) Partner: A in Rückenlage, B kniend an Kopfende und hält mit rechter Hand As Kopf leicht hoch und legt linke Hand auf seine Stirn. B gibt Energie ab und löst in A Energie aus.

Blumenpflücken

Idee: Untergruppen-Zusammenstellung: Auswahl bestimmter zusammenpassender musikalischer Ereignisse.

Vorbereitung: Möglichst viele Instrumente zur Verfügung.

Ablauf:
a) Jeder Spieler wählt Lieblingsblume oder Pflanze, sucht dafür das/die passende(n) Instrument(e) und übt kurz eine mögliche Realisierung.
b) Alle stellen hintereinander ihr Stück vor.
c) Jetzt setzen alle nacheinander mit dem Stück ein und spielen miteinander. Ein Teilnehmer geht in die Mitte und wählt mit einem Zeichen (z. B. Triangel) diejenigen Spieler aus, die er zu einem für sein Ohr günstigen Strauß binden möchte. Die anderen winkt er ab. Stärker spielen deutet er mit Handbewegungen zu sich, schwächer spielen mit Handbewegungen von sich weg an.

Variante: Ganze Gruppe spielt einen gleichbleibenden Rhythmusteppich, der den Jahreslauf darstellt. Jede Blume/Pflanze spielt ungefähr dann und so lange, wie die Blume/Pflanze im Jahr erscheint.

Schattenspiel

Idee: Sichtbarmachen der Bewegungen improvisierender Spieler durch Schatten.

Vorbereitung: Großes Leinentuch in Raummitte aufhängen. Spielplätze möglichst nah und nebeneinander an Leinen aufstellen (scharfe Schatten). Starke Lichtquelle hinter die Spieler auf etwa Kopfhöhe in Richtung Leinen (viele Varianten möglich).

Ablauf-Varianten:
a) Eine Gruppe spielt, eine Gruppe schaut zu.
b) Eine Gruppe spielt, eine Gruppe bewegt sich.

c) Zwei Spiel-Gruppen im Dialog, bzw. als Antwort-Reaktion-Spiel.
d) Mit Lichtquellen auf beiden Seiten des Leinens alle Varianten. Jeweils die Lichtquelle auf der Seite der nichtspielenden Gruppe auslöschen.

Poesie und Improvisation

Idee: Musikalische Umsetzung sprachlicher Vorstellungen.

Vorbereitung: Sichtbares Aufhängen des Textes; lautes Lesen; Experimentieren mit Sprachmelodie und Sprachrhythmus; Klangvorstellungen des Poesie-Bildes austauschen. Evtl. zuerst als reine Stimmimprovisation. Keine langen Gedichte. Geeignet sind Vierzeiler.

Beispiele:

a) Immer wieder
gehe ich diesen Weg,
obwohl ich weiß,
dass ich dir nie mehr begegnen werde.

b) Laut, als sähe sie
ihres Käfigs Stäbe nicht,
singt die Nachtigall
lose Lieder.

c) Damit – frag nicht,
wo –
wär ich fast –
sag nicht wo, wann, wieder
(Celan)

d) Ding
Dadaus Ding
Du To Dong Da Die
Duu Du Du

Rock 'n' Roll-Feeling

Idee: Über das Grundmuster des Rock 'n' Roll den Beat, die verdichtende Intensität dieser Musik erfahren.

Vorbereitung: Eine Pauke und für jeden Spieler neben seinem gewählten Instrument mindestens ein Rhythmus-Instrument.

Ablauf:

a) Beat aufbauen. Je nach Stimmung schneller oder langsamer Schritt-Rhythmus als 2er oder 4er mit Hauptbetonung (Pauke) auf der 1 und abgeschwächt auf der 3. Übrige Schläge, auch als Verdoppelungen, erklingen gleichstark. Alle sind verantwortlich, dass der Beat nicht abbricht, einen sicheren Hintergrund bildet.
b) Auf diesem Hintergrund beliebige Klang-, Melodie-, Geräusch- oder Akkord-Aktionen entwickeln. Dabei versuchen, die Intensität des Einfalls ins Extrem zu steigern, da eine „Rückkehr zum sicheren Beat" gewährleistet ist.

Varianten:

a) Vom Beat jeweils nur die 1 schlagen und die anderen auslassen. Erhöhung der Spannung durch große rhythmische Zwischenräume.
b) Ein Spieler nach dem anderen löst sich vom Beat, im Extrem alle, so dass er nur noch empfunden wird – und Rückkehr zum Beat.

Jazz-Feeling

Idee: Über ein rhythmisches Grundmuster des Jazz den Off-beat und die treibende Intensität dieser Musik erfahren; Triolen einbeziehen.

Vorbereitung: Ein großes Becken und für jeden Spieler neben seinem gewählten Instrument mindestens ein Rhythmus-Instrument.

Ablauf:
a) Off-beat aufbauen. Je nach Stimmung schneller oder langsamer Schritt-Rhythmus als 2er oder 4er, mit Hauptbetonung (Trommeln) auf 2 und abgeschwächt auf 4. Alle 4 Schläge einmal auf dem Becken eine Triole einspielen (zur Auflockerung). Jeder Spieler ist für das Off-beat-Durchziehen des Jazz-Pulses verantwortlich. Treibenden Hintergrund aufrechterhalten.
b) Vor diesem Hintergrund offene, leichte, zwischen den Schlägen eingestreute Akkorde, mitreißende Melodien oder sonstwelche Klangaktionen einbringen. Gefühl des Fliegens: das sichere Flugzeug ist der Off-Beat, das Element die Triolen.

Varianten:
a) Unbetonte Schläge 1 und 3 mit Triolen-Auftakt.
b) Triolen-Spiel-Varianten.

Melodie und Atem

Idee: Ein Melodie-Teil hat durchschnittlich die Länge eines Atembogens. Mit Atembogen spontane Melodien erfinden.

Vorbereitung: Melodie-Instrument wählen und eine Skale, eine Reihe von Tönen bestimmen, mit denen nachher gespielt wird.

Ablaufvarianten:
a) Jeder Spieler gestaltet hintereinander einen Atemzug lang eine Melodie, die aus den gewählten Tönen spontan entsteht. Im Kreis herum oder in Ablösung durch Augenkontakt.
b) Paarweise eine „ewige“ Melodie spielen, indem der Partner B die Melodie anhängt, wenn A einatmet. Als Zwiegespräch oder als fortgesetzte Geschichte auffassen.
c) Teilnehmer lösen sich untereinander mit Ausatmung so ab, dass ein stehender Akkord zustande kommt (jeder Spieler nur einen Ton). Ein Solospieler übernimmt für drei (oder mehr) Atemzüge die Improvisation.
d) Gruppenteilung: Gruppen A und B halten in rhythmischem Wechsel zwei verschiedene Akkorde aus (z. B. Grundakkord und Subdominant-Akkord). Aus der jeweils für eine rhythmische Phase pausierenden Gruppe übernimmt immer ein Spieler ein Solo. (Für einen klaren Ablauf ist hier vorerst eine genaue Bestimmung der Solo-Spieler-Reihenfolge nötig.)

Wie geht es Dir

Idee: Die Hände „wissen“ oft mehr über einen selbst als der Kopf. Sprache ist oft zu digital, zu stark inhaltlich behaftet. Musik enthält viele analoge, beziehungs- und gefühlsmäßige Mitteilungen: also einmal nur die Hände reden lassen.

Vorbereitung: Kreis-Aufstellung. Fellinstrumente.

Ablauf:
a) Spieler A beginnt mit kurzem, völlig impulsivem Spiel auf Fell, so als würde er fragen: „Wie geht es Dir?“ A sieht dabei einen von ihm ausgewählten Spieler B an, der diese Frage beantworten soll.
b) B lässt nun mit möglichst wenigen Vorstellungen, also mit leerem Kopf, die Hände „erzählen“, was diese impulsiv spielen wollen. Er tut dies, solange er will, und macht am Schluss eine Pause, um hinterher seinerseits einen weiteren Spieler C zu fragen: „Wie geht es Dir?“
c) Da nicht alle gespielten Mitteilungen von allen Spielern erinnert werden können und trotzdem hinterher jeder ein Feedback bekommen soll, behält immer der fragende Spieler die Mitteilung seines angesprochenen Spielers besonders im Kopf.
d) In der Feedback-Runde erfolgt nun derselbe Ablauf, wobei die Gruppe natürlich beliebig ergänzen bzw. korrigieren kann.

Variante:
Dasselbe Spiel mit stimmlichen Mitteilungen
- bei geschlossenem Mund,
- mit freiem Vokalisieren.

Meinen Namen mit meiner Stimme gestalten

Idee: Rhythmus, Klang, Melodie, Dynamik und Form des eigenen Namens mit der Stimme erforschen, wiederentdecken.

Vorbereitung: Etwas Vertrautheit (in der Gruppe). Atemübungen, Stimmübungen.

Ablauf: Jeder Teilnehmer gibt, in beliebiger Reihenfolge, der Gruppe eine Darbietung des eigenen Vor- oder Rufnamens durch Ausgestaltung der darin vorhandenen Silben, Vokale, Konsonanten, der Klangfarben, Wiederholungsrhythmen und Rufmelodien.

Vorstellungshilfen:
- Klang des Namens als Kind, Jugendliche(r), Erwachsene(r),
- Beziehung zu Zweitnamen, Rufnamen, Geschlechtsnamen,
- Gestaltung von guten und schlechten Beziehungen und Erinnerungen zum eigenen Namen,
- Namen wie Spielzeug behandeln.

Beachten: Kaum ein Wort hören wir selbst so oft in verschiedenen Situationen und Färbungen wie den eigenen Namen. Selbst aber sprechen wir ihn sehr selten aus. Daher rührt die Befremdlichkeit. Auch diese ausdrücken und nicht hinter perfekter Form verstecken.

Ausgeschlossen

Idee: Von der Gruppe durch irgendeinen Grund ausgeschlossene Spieler durch spezielle Betonung dieses Zustandes und gleichzeitige Umkehrung der Ohnmacht dieses Spielers in eine Art Allmacht einbeziehen.

Vorbereitung: Es wird festgestellt, dass ein Spieler vom Geschehen ausgeschlossen wurde. Dieser stellt sich nun allein der Gruppe gegenüber und diktiert die Gruppe wie folgt:

Ablauf:

a) Wenn der isolierte Spieler spielt, bleibt er allein, die Gruppe pausiert; wenn er aber aufhört, beginnt die Gruppe zu spielen. Sobald der isolierte Spieler wieder beginnt, bricht die Gruppe ihr Spiel wieder ab usw.
b) Ende des Spiels, wenn die Gruppe nicht mehr „gehorcht".

Hu-Spiel

Idee: Konzentration auf die gemeinsame rhythmische Energie einer Gruppe, die zusammenspielen will. Verteilung der treibenden und hängenden rhythmischen Kräfte in ein abgestimmtes, mittleres Energieniveau. Erhöhung der Reaktionsbereitschaft.

Vorbereitung: Gruppe stehend im Kreis, sich die Hände haltend, linke Handfläche nach oben (empfangend), rechte Handfläche nach unten (gebend). Arme fallen lassen. Ruhige Atmung, Augen geschlossen.

Ablauf:

a) Ein Teilnehmer (zuerst Gruppenleiter) beginnt mit einem leicht und kurz (rhythmisch) gesprochenen „Hu" und drückt gleichzeitig leicht mit seiner rechten Hand die linke seines Partners rechts.
b) Sobald dieser das Zeichen empfängt, lässt er es durch den Körper fließen, spricht ebenfalls ein „Hu" und gibt das Händedruckzeichen gleichzeitig weiter nach rechts.
c) „Hu" und gleichzeitiger Händedruck im Gruppenkreis herumgehen lassen, bis eine regelmäßige rhythmische „Hu"-Folge entsteht.

Varianten:

a) Dasselbe nach links. Schwieriger, weil gegen die Energierichtungen in „Empfangen – Geben" geleitet.
b) Jeder Teilnehmer hat die Möglichkeit, bei sich die Drehrichtung umzukehren.

Mutter-Spiel

Idee: Eine gute Mutter ist für ihre Kinder zuverlässig anwesend, ohne sie gleichzeitig anzubinden. Je sicherer und zwangloser die Mutter, desto freier und mutiger die Kinder!

Vorbereitung: Die tiefste Trommel bzw. Pauke im Raum wird durch eine ausgewählte „Mutter“ mit entsprechend schweren und weichen Schlägen gespielt. „Kinder“ wählen Rhythmusinstrumente.

Ablauf:
a) Mutter spielt regelmäßigen Puls (keine Rhythmisierung). Dadurch ist sie dauernd präsent, gibt den Boden und bestimmt die (rhythmischen) Bedingungen.
b) Kinder steigen ins Spiel ein, benützen den Puls, um rhythmische Ausflüge zu machen, und probieren auch mal, die Mutter aus dem Konzept zu bringen.
c) Wenn das Gefüge für die Mutter auseinanderzufallen droht, verstärkt sie die eigene Spieldynamik (evtl. lauter/evtl. schneller); wenn das Gefüge der Kinder von selbst hält, geht sie mit der Spieldynamik bis zum Schweigen zurück und steigt nach Bedarf wieder ein.

Varianten:
a) Dasselbe mit freier Instrumenten-Wahl der Kinder.
b) Kinder halten anstelle der Mutter für eine gewisse Zeit den Puls durch, diese kann „ausfliegen“, kommt aber auf ihre Rolle zurück und findet einen Schluss durch rhythmische Verdichtung.

Trommelschlag

Idee: Erfindung von Rhythmen durch Schlagvarianten.

Vorbereitung: Jede Stelle und Schlagart auf dem Fell klingt anders. Die fünf Grundvokale lassen sich wie folgt unterscheiden:
I: Schlag auf äußeren Trommelrand.
E: äußerer Fellkranz, Fingerspitzen.
A: Kranz zwischen Fellmitte und Rand, ganze Fingerfläche.
O: Voller Fellschlag, ganze Hand.
U: Fellmitte mit Handballenschlag.

Weitere Schlagarten:
- Leerschlag: klanglos auf den Rand.
- Stummschlag: Wie O, Hand aber liegen lassen.
- Knall-Schlag: Ganze Hand auf ganzes Fell und Luftkissen auspressen.
- Triller oder prasseln: Finger ohne Daumen in Abfolge vom kleinen Finger.
- Tonhöhe: Ein Finger unterteilt die Schwingungsbreite des Fells. Wie bei einer Saite.

Gleichschlag

Idee: Der Gleichschlag ist die gleichbetonte, gleichmäßige Schlagabfolge beider Hände nacheinander. Er ist die Grundlage regelmäßiger Rhythmen.

Vorbereitung: Für jeden Spieler ein möglichst gleichwertiges Fell. Zentrierte Körperhaltung.

Ablauf:
a) Gemeinsam einen mittleren Gleichschlag trommeln. An absoluter Regelmäßigkeit in Schlagstärke und Tempo arbeiten. Metronom.
b) Von einem solchen Gleichschlag aus prozesshaft langsamer und langsamer werden bis zum Punkt, wo die Regelmäßigkeit auseinanderzufallen droht, dann wieder schneller werden bis zum Punkt, wo die Regelmäßigkeit im Chaos unterzugehen droht, dann wieder langsamer bis zum mittleren Anfangstempo.
c) Derselbe Ablauf in zwei Extreme wie unter (b), aber diesmal bei gleichbleibendem Tempo immer lauter, dann immer leiser und wieder in mittlere Lautstärke zurück.

Beachten: Bei b) die Lautstärke verändern. Leiser werden wird oft mit langsamer werden verbunden und umgekehrt; ebenso bei c) größere Lautstärke nicht mit größerem Tempo einhergehen lassen, geringere Lautstärke nicht mit geringerem Tempo.

Ein-Stimmung

Idee: Über den Klang der Stimme die eigene Stimmung, diejenige der Partner und des Raumes erfassen. Beruhigung und Konzentration.

Vorbereitung: Flach auf dem Rücken liegend um einen angenommenen Raummittelpunkt herum mit den Köpfen einen Kreis bilden. Füße nach außen. Genug Abstand, um die Arme frei hinlegen zu können. (Varianten: a) sich mit Händen, b) mit Köpfen berühren.)

Ablauf:
a) Ruhig atmen. Eigenen Atem hören. Atem der Anderen hören.
b) Aus Atem heraus mit geschlossenem Mund Summton kommen lassen. Pro Atemzug einen Ton behalten.
c) Dasselbe, aber mit H beginnend den Vokal O auf einen Ton klingenlassen und mit M ausklingen: HOOOM.
d) Dasselbe mit beliebigen Vokalen.
e) Pro Atemzug freie Stimmaktionen eingeben: freie Stimmimprovisation.
f) Zum Schluss nochmals mit Atem allein.

Vokale und Konsonanten

Idee: Die Vokale bilden das klangliche, die Konsonanten das rhythmische und beide zusammen das melodische Material der Stimme.

Vorbereitung: Bauch-Brust-Atmung, zwei spezielle Atemübungen: Schnelle Einatmung – langsame Ausatmung (für Vokale), Langsame Einatmung – schnelle Ausatmung (für Konsonanten).

Ablauf:
a) Vokale durchspielen. Jeden Vokal zuerst mindestens einen Atemzug lang still „vorhören“ und dann aussingen. Reihenfolge:
A: mittlere Tonlage;
E: hohe Tonlage, aber noch Brust-Stimme;
I: hohe Tonlage in Kopfstimme;
O: untere mittlere Tonlage;
U: tiefe Tonlage.
b) Konsonanten durchspielen. Muskeln im Zungen-, Gaumen-, Kehlen-, Lippen- und Gesichtsraum durch übertriebene, stumme Bewegungen „wecken“. Rhythmische Unterstützung der Versuche durch leichte Tanz-Bewegungen, Stampfen, Schnippen etc.

Beispiele: Tsch-thtschth; ss-gh-dh-ss-gh-dh; mm-p. mm-p; tsch(i)g(i)d(i)g(i) d(ong); mit Andeutung von Vokalen.

Spielvarianten:
a) Eine Gruppe legt einen Konsonanten-Rhythmus als Basis, eine zweite Gruppe improvisiert darüber mit Vokalen. Auch umgekehrt Vokal-Klang als Basis.
b) Konsonanten-Rhythmus und Vokal-Klang als Basis, Improvisation auf diesem Hintergrund mit Phantasie-Wort: z. B. „Liliput“, „Skja“ usw.

Vokal-Klänge

Idee: Gefühlseinstellungen, innere Haltungen und Stimmungen können zusammen mit Dynamik und Formung der einzelnen Vokale in unzählige Ausdrucksqualitäten verwandeln.

Ablauf (Musikalische Qualitäten):
a) Atmung vertiefen. Normalen, mittleren Ton auf beliebigem Vokal kommen lassen. Verschiedene Tonhöhen und Vokale ausprobieren.
b) Den leisestmöglichen Ton geben. Summen und Vokal.
c) Den leisesten, höchsten Ton auf dem Vokal I geben.
d) Den leisesten, tiefsten Ton auf U.
e) Den lautesten, mittleren Ton auf A.
f) Die günstigste Tonlage und Tonstärke auf O.

Ablauf (Gefühlsqualitäten):
a) Ekelnde, abweisende Stimmfarbe auf I.
b) Dunkle, düstere Stimmfarbe auf U.
c) Herzliche, fröhliche Stimmfarbe auf A.
d) Sinnliche, warme Stimmfarbe auf U.
e) Aggressive, zornige Stimmfarbe auf E.

Variante: Im englischen Wort „vine“ kommen alle fünf Vokale auch in ihren Übergängen vor!

Stimm-Duelle

Idee: Spielerische Lockerung der Stimmorgane und Entfaltung kreativer Einfälle durch stimmliche Duelle.

Vorbereitung: Beliebigen Partner auswählen. Genug freier Raum.

Varianten:
a) Ein imaginäres Tischtennis-Spiel wird mit Bewegungen pantomimisch ausgeführt und jeder eigene Ballschlag mit der Silbe „ssap“ unterstützt.
b) Kirschstein-Spuck-Duell: jede eigene Spuck-Bewegung wird mit der Silbe „p(h)u“ unterstützt.
c) Einen offenen Box-, Karate-, Ohrfeigen- usw. Schlagabtausch mit Armen und Beinen und allen möglichen Körperteilen pantomimisch ausführen, ohne einander zu berühren. Beliebige Bewegungen mit der Stimme unterstützen.
d) Bellender Hund oder andere Tierbegegnungen pantomimisch und mit stimmlicher Unterstützung: z. B. Katzen, Wölfe.

Stimmspiele in der Gruppe

Idee: Spielerischer Umgang mit stimmlichem Tonmaterial.

Vorbereitung: Aufstellung im Kreis; mindestens vier Teilnehmer.

Varianten:
a) Ein Teilnehmer setzt einen bestimmten Ton seinem Partner zur Linken oder Rechten ins Ohr, dieser übernimmt den Ton und gibt ihn in dieselbe Richtung weiter. Der Ton kreist.
Zusatz: ein zweiter Ton in derselben Richtung, so dass ein Intervall kreist.
b) Ein Motiv (Wort, Lautgruppe, Liedteil) in den Kreis schicken. Jeder nächste Teilnehmer übernimmt das Motiv vorerst, wie er es bekommt, und verändert dann etwa Kleines daran, sei es rhythmisch, melodisch oder klanglich, sei es die Dynamik oder die Form.
c) Jeder Teilnehmer erfindet ein kleines stimmliches Motiv (einen einzelnen Ton) und behält sich dieses/diesen bei. In einem nun zu erstellenden Puls kommt jeder pro Pulsschlag in Kreisreihenfolge einmal dran.

d) In Kreisreihenfolge erfindet jeder Teilnehmer spontan ein Motiv.
Der jeweils nächste: – als Fortsetzung,
– als Kontrast zum vorangegangenen Motiv.
e) Gruppe halbieren und zusammenstehen: Beide Gruppen beginnen gleichzeitig mit einem je gemeinsamen Ton, der genau eine Oktave auseinanderliegt, und bewegen ihn gegeneinander (fließend), überkreuzen sich und enden beim Ausgangston (Oktavabstand) der anderen Gruppe. So entstehen alle überhaupt möglichen Intervalle innerhalb einer Oktave.

Lied-Improvisation

Idee: Eine bekannte oder erfundene Melodie, ein Lied oder ein Thema mit Unterstützung der Gruppe improvisierend erforschen.

Vorbereitung: Kreisaufstellung und stehend (rhythmische Fußarbeit).

Ablauf:
a) Solo-Sänger gibt der Gruppe ein erfundenes oder bestehendes Melodie-Teil vor. Diese imitiert dieses Motiv kollektiv, aber gleichzeitig zurückhaltend in der Lautstärke und unterstützt es rhythmisch mit Händen und Füßen.
b) Solo-Sänger improvisiert vor diesem Hintergrund über dieses Motiv und kehrt wieder in Imitation, also zum Thema, zurück.
c) Anschließend evtl. weitere Teile des Liedes bzw. Themas auf dieselbe Weise erforschen.
d) Zum Schluss das ganze Lied bzw. Thema zusammenhängen, wobei nun der Solo-Sänger für dieses und die Improvisation verantwortlich ist und die Gruppe frei ist in der Wahl, ob sie das Thema imitiert, einen Klang, eine Harmonie oder eine andere Unterstützung des Lied-Charakters findet. Die Verantwortung des Rhythmus bleibt aber bei der Gruppe.

Geeignet sind einfache (Kinder-)Lieder oder Themen, z. B. „Frére Jacques“, „Weißt du, wo die Bäume stehen“, „Macky Messer“ oder einfach überschaubare Melodienbewegungen in ihren Teilen.

Rap (Sprechgesang)

Idee: Rhythmische, klangliche, melodische und dynamische Möglichkeiten der Sprache für Gesang einsetzen, der sich zwischen Sprache und Musik bewegt („rap out“ heißt: eine „message“ ausstoßen, herausplatzen, schlagend und klopfend wiederholen, eindringlich oder einfach spielerisch mitteilen).

Vorbereitung: Atem-Technik und -Präsenz

Ablauf:
a) Ein Wort, einen Satz oder eine erzählte Episode durch übertriebene Betonung melodisch und dynamisch gestalten, durch Wiederholungen, Aufstückelungen (Zerhacken) oder Abwandlungen rhythmisch einsetzen und durch den Einsatz von Stimmklängen, Geräuschen und auch Tonhöhen charakterisieren.

b) Gruppe übernimmt mit rhythmischen Lauten (Konsonanten) und Körperrhythmen (Klatschen, Schnippen etc.) den Puls des Rap-Sängers und gibt ihm tragenden oder antreibenden Hintergrund.

Variante: Zwei Gruppen und zwei Rap-Sänger stehen sich gegenüber und halten Dialog (Bild von Banden mit Banden-Führer).

Ohrfeigen-Spiel

Idee: Spielerischer Umgang mit dem technischen Problem, damit durch die zusätzlich aufgewendete Kraft für eine rhythmische Betonung der pulsierende Gleichschlag gestört werden kann.

Vorbereitung: Jeder Spieler etwa gleichwertiges Fell. Gleichschlag-Übungen und Betonungs-Übungen.

Ablauf:
a) In der Gruppe einen mittleren bis schnellen Gleichschlag, ohne jegliche Betonung und relativ leise, spielen.
b) An beliebiger Stelle und impulsiv einen stark betonten Schlag einwerfen, so als ob man der ganzen Gruppe bzw. irgendeinem Spieler eine Ohrfeige austeilen würde. Achtung: auch die andere als die gewohnte Ohrfeigen-Hand für die Betonungsschläge benützen.
c) Dasselbe mit Stummschlägen oder Leerschlägen.

Folgende Praxismodelle kommen aus der Sammlung „Musik als Lebenshilfe“ von Hans-Helmut Decker-Voigt (s. Lit.)

Wir spielen eine Geschichte

Spielorganisation
Der Spielleiter erklärt das Spiel. Eine Geschichte oder ein Gedicht wird jetzt vorgelesen, in der dies und das passiert, wozu man Musik machen könnte. Je nachdem, was passiert, kann die Musik mal so, mal anderes sein.

Während die Geschichte vorgelesen und von der Gruppe instrumental untermalt wird, läuft evtl. ein Aufnahmegerät, das nach Beendigung der Geschichte gemeinsam abgehört wird.

Nach dem gemeinsamen Abhören der Aufnahme (aber auch ohne jede Aufnahme) wird bei Ende der Geschichte gemeinsam über die Handlung in der Geschichte gesprochen, festgestellt, was man in der Geschichte gerne und gut darstellten wollte, womit man es getan hat und was schlecht umzusetzen war und warum.

Wir sind die Dirigenten

Spielorganisation

Die Spieler sitzen im Halbkreis um den Spielleiter, der einen Dirigenten für die Gruppe erbittet. Spielaufgabe: Der Klient-Dirigent soll eine Musik dirigieren, die er möchte.

Nur, wenn die spontane Rhythmisierung und entsprechende Gestik nicht gelingen, bedarf es der Hilfestellung des Spielleiters, der im Gespräch und durch Demonstration unter Bezug auf bekannte Dirigenten-Klischees aus dem Massenmedium die elementaren Signale zeigt: langsames Auf und Ab der Hände = langsames Spiel/schnelles Auf und Ab = rasches Spiel/große, ausholende Bewegung = lautes Spiel/enge, kurze Bewegung = leises Spiel.

Im Rundgespräch sollten hierbei die verschiedenen Parameter der Musik und die entsprechenden Gesten von den Klienten genannt, weniger vom Spielleiter vorgesagt werden, um dem Imitationsprinzip die Selbsterfahrung der Verbindung von Bewegung, Gestik und Mimik mit der Klagproduktion voranzustellen.

Reihum wandert jetzt die Dirigentenrolle, indem möglichst ausnahmslos alle Teilnehmer jeweils der übrigen Gruppe „ihren" Rhythmus dirigieren. Aufgabe des Spielleiters ist es, dem Kopieren ein und desselben Tempos der Klient-Dirigenten untereinander abändernde Impulse zu geben, indem er auf die Extreme jedes Parameters hinweist (besonders laut und besonders leise, besonders schnell und besonderes langsam, nur die hohen und nur die tiefen Instrumente usw.).

Wir dirigieren mit unserem Atem

Spielorganisation

Der Spielleiter schlägt vor, das „schnell und langsam" der bisherigen Musik auf die Stimme zu übertragen – aber ohne Ton, also nur deutlich hörbar zu atmen.

Die Gruppe durchspielt auf dem Rücken liegend abwechselnd tiefes und flaches Ein- und Ausatmen. Der Spielleiter lässt die Mitspieler jeweils bei sich und später über kreuz bei den Nachbarn die Hand auf das Zwerchfell legen und dessen Heben und Senken beim tiefen Ein- und Ausatmen erfahren.

Diese Erfahrung muss im anschließenden Rundgespräch nochmals deutlich verbalisiert werden und durch Wiederholung im Liegen vertieft werden (Rückenlage = zwangsläufig eintretende Zwerchfellatmung, die allein bei weiterer Schulung müheloseres Atmen ermöglicht, das beim Dirigieren als Stimulanz wirkt).

Im Stehen wiederholt die Gruppe diese Übung, wobei man weiter mit der Hand bei sich und beim Nachbarn „prüft", ob sich das Zwerchfell entsprechend hebt (beim Einatmen) und senkt (beim Ausatmen).

Unter Beibehaltung dieses (möglichst deutlich zu hörenden) Ein- und Ausatmens durch Zwerchfellatmung wird die musikalische Willensübertragung über die rasche Gestik mit flachem, die langsame mit tiefem – jeweils immer neu angesetzten – Ein- und Ausatmen verstärkt.

Je nach Leistungsvermögen der Gruppe kann auch das Luft-/Atemanhalten (= Pause in der Klangproduktion der Gruppe) eingebracht werden, um so Einsatz und Abschlussgesten unterstreichen zu können.

Dirigent und Orchester

Spielorganisation
Der Spielleiter erzählt – ggf. anhand eines entsprechenden Beispiels vom Tonträger – von Musik im Konzertsaal und in der Band, in der einmal jemand allein, dann wieder alle zusammen spielen.

Der Klient wird nun Dirigent und gibt jeweils abwechselnd erst der Gruppe einen Einsatz, um gemeinsam zu rhythmisieren, dann seinem Belieben nach und ohne feste Reihenfolge einem einzelnen Mitspieler aus der Reihe das Zeichen zum Solo-Spiel. Dieser spielt solange sein Solo (im freien Spiel), bis der Dirigent wieder der Gruppe den Einsatz zum Tutti gibt.

Die Dirigentenrolle sollte wandern und möglichst jeden Mitspieler erreichen.

Im abschließenden Rundgespräch berichtet jeder über seine Empfindungen bei den eigenen und fremden Soli sowie den Tutti-Phasen. Entstanden Frustrationen, so müssen die in der Gruppe hinterfragt und in eine erneute Spielphase mit entsprechend modifizierter Aufgabenstellung übergeleitet werden (z. B. stellen sich Beschwerden über zu langes Spiel oder zu lautes Spiel ein, die zu Änderungen in der nächsten Aktionsphase führen müssen).

Das Taschentuch als Dirigent

Spielorganisation
Der Gruppenleiter beginnt als Mitspieler, indem er ein zusammengeknotetes Taschentuch einem anderen im Kreis sitzenden Mitspieler zuwirft. Aufgabe: Dieser spielt jetzt mit dem Gruppenleiter im freien Dialog.

Jeder Dialog wird – wenn er nicht von selbst ausschwingt – überführt in eine kurze Tutti-Phase, in der sämtliche Gruppenmitglieder frei und ohne Kontaktaufnahme untereinander spielen – solange, bis die Tutti-Phase verebbt und der letzte Spieler, der das Taschentuch besitzt, dieses erneut einem weiteren Spieler seiner Wahl zuwirft, mit dem der nächste Dialog gespielt wird. Usw. usf.

Dialoge und Tutti wechseln sich konsequent ab.

Entscheidend wichtig ist zum Abschluss, nachdem alle Teilnehmer einmal Dialogpartner waren, das Rundgespräch, in dem jeder über seine Empfindungen während der eigenen Dialoge und der anderer sowie der Tutti-Phasen berichtet.

Feststellungen, dass die Spielphasen zu laut, zu lang oder zu kurz waren, münden in eine Wiederholung dieses Spiels, in der entsprechend den vorgebrachten Äußerungen modifizierte Aufgaben realisiert werden (mehr aufeinander hören, nicht zu lange und zu laut Tutti usw.).

Wir malen nach Musik

Spielorganisation

Mit Pinsel, Stiften oder mit den Händen malen die Teilnehmer in freier Bewegung zur Musik vom technischen Medium. Zunächst sollte ein rhythmisch stimulierendes und klares Beispiel im geraden Takt länger eingeblendet werden (sinfonische Musik, Marsch oder andere in großer Besetzung).

Im zweiten Spieldurchgang wird ein anders Musikbeispiel in ungeradem Takt – ebenfalls in großer Besetzung (Walzer) – eingeblendet, die Spieler malen dazu auf neuem Papier.

In der hieran anschließenden Gesprächsphase werden die beiden Malpartituren miteinander verglichen und über evtl. Parallelen von zackigen Linien bei der Marschmusik oder runden Linien beim Walzer gesprochen, weiter erörtert, wobei man sich wohler fühlte, was wiederholt werden sollte.

In einem dritten Durchgang wird experimentelle Musik der Musikindustrie oder ein von der Gruppe selbst präpariertes Band (Mitschnitt einer instrumentalen Gruppenimprovisation) eingeblendet und das Gespräch wiederholt.

Im Gespräch wird sich über den Eindruck der Musik unterhalten. Wie war sie? Entsprechen die gewählten Farben der Stimmung in der Musik (dunkel = traurig, hell = fröhlich)? Was für Malprodukte wurden zu ein und derselben Musik geschaffen?

Wir verfolgen den Ton

Spielorganisation

Die Teilnehmer sitzen im Kreis, der Spielleiter spielt einen Ton sehr laut an und lässt ihn ausklingen. Die Teilnehmer zeigen anschließend durch das einmalige – entsprechend langsame – Kreisen der Hand die wahrgenommene Länge des ausschwingenden Tones an.

Dasselbe vollzieht sich bei einem kurzen Ton (der Spielleiter stoppt den Ausschwingvorgang).

In der zweiten Spielphase vollzieht sich das Begleiten des Ausschwingvorganges durch das Bilden eines Kreises in der Luft synchron („Wir ziehen den Kreis solange in der Luft, wie wir noch etwas vom Ton hören“).

Die Übung sollte mehrfach wiederholt, der Instrumentalist durch Klienten dargestellt werden.

Spiele aus der Sammlung „Musik als Lebenshilfe“ (Teil B)

Wir begrüßen uns durch Instrumente

Spielorganisation

Der Spielleiter hat keinen Stuhl, er steht. Die Gruppe sitzt im Kreis auf Stühlen.

Der Spielleiter erklärt, dass es um ein Begrüßen der Gruppenmitglieder untereinander ginge, wobei das Instrument bzw. seine Klangauswirkungen die Funktion der Sprache übernehmen. Der Spielleiter beginnt darauf, auf seinem Instrument zu spielen und während seines Spiels auf einen Gruppenteilnehmer zuzugehen. Dieser gibt auf seinem Instrument zu erkennen, dass er sich angesprochen fühlt und erhebt sich. Unter fortwährendem Spiel begeben sich der Spielleiter und sein erstes Gegenüber zu jeweils neuen Mitspielern und begrüßen diese. Daraufhin erheben sich diese und begrüßen ihrerseits andere bis alle Teilnehmer stehen. Der Spielleiter legt daraufhin sein Instrument demonstrativ und sichtbar und hörbar für alle (z. B. mit einer letzten besonders lauten Klangproduktion) beiseite. Jeder sucht sich jetzt einen Stuhl. Da ein Stuhl zu wenig ist, bleibt ein Teilnehmer stehen. Dieser ergreift die Spielleiterfunktion und beginnt den „zweiten Durchgang“ des Spiels. Usw. usf. je nach Spielfreude der Gruppe.

Wir lernen uns durch Instrumente kennen

Spielorganisation

Der Spielleiter ruft zu Beginn lediglich in Erinnerung, dass es Situationen gibt, in denen keiner Hausherr ist und den Anfang einer Begrüßung macht. Hier geht es jetzt um ein erstes Kennenlernen, wobei jeder für sich durch akustische Signale (im Sinne von Aktion) einen oder mehrere andere sucht, die ihrerseits auf ihn mit den Instrumenten reagieren (Reaktion).

Der Spielleiter bittet zu einem Spiel, das damit beginnt, dass sich die Gruppenmitglieder auf gemeinsame Verabredung hin frei im Raum bewegen und unter Ausschaltung der Sprache mit den Instrumenten Partner suchen, mit denen sie dann in einen Dialog treten können, der diesmal zeitlich von ihnen bestimmt werden kann. Gelingt ein instrumentaler Dialog, kann dieser vertieft werden, gelingt er nicht, verabschiedet man sich und sucht einen neuen Partner.

Der Spielleiter grenzt zwei bis drei Male diese Spielphase ab, indem er mit einem Schlag auf einem Instrument für diejenigen die Möglichkeit zum Wechseln ihrer Instrumente gibt, die zwar einen Partner, aber kein sie befriedigendes Instrument gefunden haben, um mit diesem zu kommunizieren.

Wir stellen uns der Gruppe vor

Spielorganisation

Die Gruppe sitzt oder steht im Kreis.

Der Spielleiter zieht einen Vergleich z. B. zu einer Gesellschaft, die sich zunächst locker untereinander bekannt gemacht hat und in der jetzt erst die offizielle Zeremonie beginnt (modifizieren je nach sozialem Umfeld und der Primärgruppenprägung). Jeder stellt sich mit einem kurzen freien Spiel auf seinem Instrument vor, die Gruppe imitiert das rhythmische oder melodische Motiv oder freie Geräuschspektrum.

Der Spielleiter beginnt, die Gruppe imitiert ihn unter Einbeziehung weiterer Kommunikationsmittel (Bewegung, Mimik). Anschließend stellt sich der Nachbar zur linken vor, die Gruppe imitiert diesen usw. (im Uhrzeigersinn).

Wir machen Musik mit dem Raum

Spielorganisation

Die Gruppe bildet einen großen Kreis im Stehen und zieht den Kreis auf ein anfängliches erstes (und einziges) Zeichen des Spielleiters enger (z. B. beginnt dieser zu summen), dabei wird beim Schreiten von außen nach innen gesummt, das Summen wird immer stärker, je mehr man sich der Kreismitte nähert und wieder leiser, wenn sich der Kreis wieder öffnet.

In einer zweiten und weiteren Spielphase entfällt der Impuls des Spielleiters ganz, die Gruppe bewegt sich ohne Absprache von außen nach innen und umgekehrt.

Wir suchen die Töne der anderen

Spielorganisation

Ein Gruppenmitglied spielt „blind". Ihm werden die Augen verbunden bzw. er schließt sie, die anderen verteilen sich jeweils mit einigem Abstand im Raum und verbleiben auf diesem Platz. Von diesem aus summen oder singen sie möglichst ein und denselben Ton. Das „blinde" Gruppenmitglied beginnt sich umzuhören, die einzelnen Töne anzuhören, indem es näher an sie herangeht und bleibt bei dem Ton stehen, der ihm am besten gefällt. Es steht ihm frei, ob er diesen mitsummt/singt oder durch das Stehenbleiben seine Wahl dokumentiert. Die Binde wird abgenommen bzw. die Augen werden geöffnet, der „Erwählte" wird der nächste sein, der seinen Lieblingston sucht, ihm werden die Augen verbunden, die Gruppe verteilt sich neu, das Spiel beginnt wieder usw.

Welcher Ton passt zu meinem Ton?

Spielorganisation

Jeder Spieler wandert mit geschlossenen Augen durch den Raum, summt (oder singt auf langgezogenem Vokal) einen Ton langanhaltend aus und sucht sich einen Partner, der zu seinem Summton als „passend" erscheint. Empfindet das Gegenüber den „Ruf-Ton" als unharmonisch, kann er sich seinerseits trennen und einen anderen Partner suchen.

Der Spielleiter (als Beobachter der „blinden Gruppe") gibt das Signal für das Ende dann, wenn sämtliche Gruppenmitglieder einen Partner gefunden haben. Ist die Anzahl der Gruppenmitglieder ungerade, so sollte der Spielleiter diese „Steuerungsfunktion" an ein Gruppenmitglied abgeben, damit zumindest arithmetisch die Paarbildung erfolgen kann.

Was spielen die beiden?

Spielorganisation

Ein Spieler (Spielleiter, Betreuer, Therapeut der anderen) zieht aus einer Sammlung vorbereiteter Fotos ein Bild, das zwei Menschen in einer bestimmten Paarbeziehung zeigt, z. B.

- Tischtennis-Spielszene,
- im Auto oder auf dem Motorrad,
- beim Wettlauf auf dem Sportfeld,
- bei Zärtlichkeiten,
- bei einer Rauferei,
- beim Musizieren (verhalten oder stark dynamisch).

Ohne verbale Beeinflussung versuchen die beiden anderen die Szene instrumental darzustellen unter Einsatz des multisensoriellen Bereichs (Pantomime).

Die Gruppe kann raten, was das Spiel darstellen soll, zum Schluss zeigt der Spielleiter das Foto.

Wir spielen Musik ohne Musik

Spielorganisation

Ein oder mehrere Spieler werden hinausgeschickt, die Restgruppe verabredet einen musikalischen Parameter, den man pantomimisch darstellt, etwa

- sehr laut,
- ganz leise,
- sehr langsam,
- rasend schnell,
- hoch oben,
- tief unten.

Dabei wird kein Laut geäußert. Die einzelnen Hereingeholten sollen raten, welchen Parameter die Gruppe darstellt und reihen sich beim nächsten darzustellenden Parameter in die Gruppe ein.

Variationen

In einer zweiten Spielphase wird die Darstellung der Parameter nur noch mit Hilfe der Mimik (physiognomisches Training) versucht.

In einer dritten Spielphase können anstelle der Parameterbezeichnungen Verhaltensweisen (Zorn, Wut, Freundlichkeit, Zärtlichkeit usw.) verabredet werden.

Wir singen Gefühle

Spielorganisation

Die Gruppe sitzt im Kreis auf dem Boden oder auf Stühlen, einige Teilnehmer werden hinausgeschickt. Man verabredet Gefühle, die durch Summen oder Singen (erste Spielphase: Summen, zweite Spielphase: Singen auf Konsonanten und Vokalen) dargestellt werden; z. B.

- Zorn, Wut, Ärger („Zzzz…“ als Beispiel für die Darstellung des Ärgers),
- Albernheit, Vergnügtheit, Fröhlichkeit,
- Beruhigung, Beunruhigung.

Die einzelnen Hereingeholten raten die dargestellte Verhaltensweise und reihen sich für die weiteren Spiele in die Gruppe ein.

Wir spielen Autorennbahn

Spielorganisation

Die Gruppe teilt sich in drei Teile. Der erste Teil stellt Zuschauer auf einer Tribüne dar (Sitzen in einer Reihe), der zweite Teil (einzelne Mitspieler) übernimmt die Rolle der Rennwagen, der dritte Teil beobachtet das Spiel.

Je nach Temperament und Wunschvorstellung übernimmt jeder Spieler aus der zweiten Teilgruppe die Rolle eines bestimmten Rennwagens (mit lautem, tiefem Motorengeräusch bis zu hohem, jagendem) und rennt mit entsprechenden Lauten an der Tribüne vorbei, auf der die Zuschauer mit übertriebenem Kopfwenden den Lauf der Wagen verfolgen, die in Spielphase 1) einzeln und hintereinander vorbeifahren.

Spielphase 2) kann Änderungen in der Häufung der zeitlichen Abstände einbeziehen, in der die Wagen „das Feld“ passieren.

Zwischengeschaltet wird ein Kurzgespräch, in dem festgestellt wird, dass bisher die Wagengeschwindigkeiten die Geschwindigkeit der Kopfwendungen der Zuschauer steuert.

In Spielhase 3) kann eine Umkehrung einsetzen: Mit ihrer Kopfwendung bzw. deren Tempo steuern die Zuschauer das Tempo der einzelnen an den Start gehenden „Wagen“.

Blindenführung durch Musik

Spielorganisation

Einem Spieler werden die Augen verbunden, der andere führt ihn in geraden und leichten Schlängellinien durch den Raum, indem er akustische Signale auf seinem Instrument zur Orientierungshilfe gibt.

Hafeneinfahrt ohne Lotse

Spielorganisation

Zwei Spieler stehen im Abstand von 3 Metern nebeneinander und stellen die Bojen für eine Hafeneinfahrt dar, der dritte spielt als „Blinder“ das Schiff im Nebel, das ohne anzustoßen – diese Einfahrt passieren soll.

Klingende Schienengleise

Spielorganisation

Die Gruppe teilt sich in zwei Hälften. Diese stellen sich frontal gegenüber und lassen zwischen den „Fronten“ einen Abstand von zunächst 2 m. Die beiden Linien stellen Schienengleise dar, zwischen denen sich ein einzelner Mitspieler mit geschlossenen Augen als „Lokomotive“ ohne eigenes Geräusch von einem Ende zum anderen orientieren soll – an den Klangproduktionen, die die das Gleis darstellenden Spieler auf ihren Instrumenten vollführen.

In einer zweiten Spielphase kann der „Lokomotive“ die Möglichkeit gegeben werden, durch ein leicht erkennbares Instrument sein Kommen zu signalisieren – während die übrigen Spieler ebenfalls blind spielen. Am besten wird dann der Raum verdunkelt, wenn die „Gleise“ stehen. Lokomotive und Gleise können sich nur noch am akustischen Signal orientieren und müssen die Lautstärke ihrer Signale aufeinander abstimmen.

Wir gehen so kräftig wie die Töne

Spielorganisation

Der Spielleiter (od. sein Nachfolger) spielt präzise und deutlich gleichmäßige Tonfolgen, bei denen Unbetonung und Betonung einander abwechseln. Ratschlag zur methodischen Stufung (v = betonter Schritt):

1) V
X x xx x? (jeweils mehrere Male durchspielen, um der Gruppe Vertrautheit mit dem Schritt zu ermöglichen. Nach „Einschwenken“ des Gruppenschrittes auf die Betonungsfolge erst wechseln).

2) V
Xx

3) V
xx x

In einer anschließenden Gesprächsphase sollte der visuelle Bereich unterstützend hinzugezogen werden, indem man mit der Gruppe diese einfache Notierung verschiedener gerader oder ungerader betonter und unbetonter Schrittarten vornimmt (auf Tapete oder Plakaten).

Gehen, Laufen, Schleichen – wie Musik es will

Spielorganisation

Drei Musiker werden bestimmt:

Sie spielen 1) Rahmentrommel 2) Klanghölzer 3) Triangel

Spielphase 1): Die übrige Gruppe geht, schreitet, läuft usw. entsprechend der Rhythmisierung auf Instrument 1) z. B. der Rahmentrommel. Der Instrumentalist behält seinen Rhythmus längere Zeit bei.

Spielphase 2): Die Gruppe teilt sich in zwei Hälften. Die eine Hälfte hört weiter auf die Rahmentrommel, die mit ihrem Rhythmus beginnt, die zweite Hälfte setzt sich nach dem etwas später einsetzenden Instrument 2) (z. B. Klanghölzer, zumindest zu Instrument 1) kontrastierendes Instrument) in Bewegung. Neben-, an- und durcheinander können die einzelnen Gruppenmitglieder nach ihrem Instrument wandern.

Spielphase 3): Wenn beide Gruppenhälften vertraut mit ihrem Rhythmus und dem Schritt sind, wird das Triangel angeschlagen. Sein Signal bedeutet ein möglichst rasches Umhören der Gruppe auf das jeweils andere Instrument und geht jetzt nach dessen Rhythmus.

Spielphase 4): Die Instrumente können verschiedene Rhythmen miteinander ohne Zäsur verbinden (gerader und ungerader Takt), die Gruppe kann weiter unterteilt werden, was weitere Instrumente zum Einsatz bringt. Die Instrumentalisten sollten möglichst oft gewechselt werden.

Wir gehen so hoch und tief wie die Töne

Spielorganisation

Ein Musiker wird bestimmt (zu Anfang am besten der Spielleiter), der in Spielphase 1) kurz wiederholt, was „hoch" und „tief" in der Musik bedeutet.

Die Blockflöte spielt über längere Zeit hin einen einfachen Rhythmus (x xxx) auf einem Ton in mittlerer Tonlage, die Gruppe geht danach.

Spielphase 2): Die Blockflöte spielt denselben Rhythmus auf einem sehr hohen Ton, die Gruppe streckt sich (ggf. bis auf Zehenspitzen) oder – einfacher – auf die Zehenballen mit hochgereckten Armen) und richtet den Schritt danach aus.

Spielphase 3): Derselbe Rhythmus auf einem sehr tiefen Ton, die Gruppe vollzieht den Schritt nach im Gang in der Hocke oder gebückt.

Spielphase 4): Mischformen verschiedener Tonlagen können ohne Übergang gespielt werden (bei gleichbleibender Rhythmisierung).

Musikalische Gymnastik

Spielorganisation

Die Teilnehmer liegen mit ausgestreckten Armen auf dem Rücken auf dem Fußboden. Der Spielleiter spielt eine langsame Tonfolge, die vom untersten bis zum obersten Ton reicht. Die Teilnehmer vollziehen die Tonbewegung (von unten nach oben) mit dem Oberkörper nach solange, bis ihr Kopf auf den Knien liegt und ihre Hände die Fußspitzen berühren. Bei der Umkehrung der Tonfolge erfolgt entsprechende Rückbewegung.

In der zweiten Spielphase kann das Spiel im Stand durchgeführt werden. Dabei gilt für die Bewegung von oben nach unten und umgekehrt die jeweils entsprechende Tonfolge (umgekehrt als in Spielphase 1).

Musik stoppt uns

Dies Spiel ist eine Variante des bekannten „Gefriertanzes“ – ohne dessen Wettbewerbsprinzip.

Tanzmusik wird eingeblendet, die Gruppe tanzt oder vollzieht in freier Bewegung die Musik. Der Spielleiter stoppt nach einer Tanzphase die Musik plötzlich, die einzelnen Spieler versuchen, in derjenigen Haltung zu verharren, die sie zum Zeitpunkt des Stopps einnehmen.

(Im „Gefriertanz“ scheidet das Paar oder der Teilnehmer aus, der eine Bewegung macht und seine Haltung verändern muss – aufgrund Balance-Schwierigkeiten.)

20. Praxismaterialien

Spielsammlungen:

- Decker-Voigt, Hans-Helmut, Musik als Lebenshilfe, Teil A und B, Spiele zum Aktions-und Reaktionsverhalten, zum sozialintegrativen Verhalten, 16. Auflage, Eres Edition, Lilienthal 2012
- „Bauernhof-Lieder und Geschichten", Bilderbuch, das beim Aufschlagen der Seiten auch über Audio-Datenträger zu den Bildern zugehörige Lieder erklingen lässt. Geeignet für alle Klienten, die sich gut allein beschäftigen können. Phoenix International Publication Germany GmbH 2015
- Bundesverband Seniorentanz e. V., CD und Begleitbroschüre zum Sitztanz (transferierbar für das Tanzen mit mobilen Patienten wie für Fingertänze mit liegenden Patienten)
- Bundesverband Seniorentanz e. V., Bewegte Lieder im Jahreslauf, Tänze im Sitzen zur CD VKJK 1316, Bremen 2012 (Bezugsadresse: Hemmstraße 202, 28215 Bremen)
- Derselbe, „Tanzt einfach im Sitzen" zur CD VKJK 0623, Bremen 2014
- Siegbert, Werner & Schumacher, Ingrid, Das Vorlesebuch für Demenzkranke, Geschichten aus der Welt der Erinnerungen, Shaker Media, Aachen 2013
- Eiring, Ulrike, Aktivieren mit Sprichwörtern, Liedern und Musik, Praxismodelle für die Begleitung hochbetagter und demenzkranker Menschen, Schott, Mainz 2013
- Hegi, Fritz, Improvisation und Musiktherapie (Spielekartei im Anhang), Junfermann, Paderborn 1986 und Neuausgabe Reichert, Wiesbaden 2010
- Schafer, R. Murray, Anstiftung zum Hören, 100 Übungen zum Hören und Klänge Machen, HBS Nepomuk, Aarau/CH 2002
- SingLiesel, Singende Bücher für Demenzkranke, Karlsruhe, fortlaufende Reihe

21. Nachwort zur Literatur zum Thema – anstelle einer verfrühten Literaturliste

Praktiker handeln mit Wissen, Wissenschaftler handeln mit Wissen über die Praxis. Immer schon hat es Menschen gegeben, die die „Kunst der basalen Berührung durch Musik“ und die „Kunst der Berührung durch Spüren der Haut“ miteinander verbanden. Relativ neu aber ist die Verbindung von beidem auf dem Markt des Wissens, der Wissenschaft, der Bücher.

Hier einige der Anfänge in Form kommentierter Literaturangaben, auf die sich diese Schrift (auch) bezieht, um Praktikern die Freude am Wissen und der Einbindung ihres Handelns in ein fachübergreifendes Netzwerk zu stärken:

Seit Beginn der 70er Jahre – das war in Deutschland der Beginn der Musiktherapie als Ausbildungsfach im Hochschulbereich – vervielfachte sich die Fachliteratur zur Musiktherapie in Praxis und Forschung im deutschsprachigen Bereich. Die Verbindung der Ziele basaler Stimulation wurde in die Musiktherapie erstmals breitflächiger eingebracht durch die Musiktherapeutin Dagmar Gustorff, deren Dissertation („Musiktherapie mit komatösen Patienten“, Witten/Herdecke 1992) und die nachfolgenden Veröffentlichungen (markant ihr „Jenseits des Wortes“) zur Musiktherapie bei komatösen Patienten didaktische und praktische Grundlagen für diesen Bereich interdisziplinärer Praxisforschung bildeten.

Eine weitere „basal“ praxisforschende Musiktherapeutin war und ist Silke Jochims. Auch wenn in ihren Arbeiten zur Musiktherapie in der Neurorehabilitation nicht expressis verbis Basale Stimulation mit Musiktherapie verbunden wird, so ist das von ihr herausgegebene Grundlagenwerk „Musiktherapie in der Neurorehabilitation“ ein weiterer wesentlicher Baustein für die Erkenntnis, „basale Arbeit“ in musiktherapeutischen Begegnungen mit anderen Methoden wie der Basalen Stimulation zu verbinden.

Silke Jochims (Hg.), Musiktherapie in der Neurorehabilitation, Hippocampus, Bad Honnef 2005

Ebenfalls in der jüngeren Musiktherapie-Literatur ist es schwerpunktmäßig die Arbeit von Monika Baumann und Christian Gessner, die in ihren „Zwischenwelten“ Musiktherapie und Basale Stimulation reflektieren, wieder eine wichtige, schwerpunktmäßig praxisbezogene Arbeit.

Monika Baumann/Christian Gessner (Hg.): Zwischenwelten, Musiktherapie bei Patienten mit erworbener Hirnschädigung, Reichert, Wiesbaden 2004

Die Verschränkung von Musiktherapie und Basaler Stimulation ist zwar auch nicht begrifflich bei Jan Sonntags musiktherapeutischer Arbeit mit dementen Patienten fokussiert, aber in allen seinen Fallszenen und Praxisforschungsergebnissen zeigt sich diese Verschränkung und vor allem: Sein Buch beschreibt die verschiedenen

Aufgaben und Funktionen von Atmosphäre, die er zwar besonders auf die Begegnung mit Menschen bezieht, die unter Demenz leiden, die aber in allen sozialen Begegnungsmöglichkeiten bekannt und berücksichtigt werden sollten.

Jan Sonntag: Demenz und Atmosphäre, Musiktherapie als ästhetische Arbeit. Stimmung und Wahrnehmung in der Musiktherapie gestalten, Mabuse, Frankfurt 2013

Gleiches gilt für die Praxisforschung der Musiktherapeutin und Didaktikerin Karin Schumacher in Verbindung mit der Entwicklungspsychologin Claudine Calvet.

Das ursprünglich aus der Arbeit mit Kindern, die unter den Lebensbedingungen von Autismus aufwachsen, entwickelte Diagnoseinstrument „Einschätzung der Beziehungsqualität (EBQ)" ist nicht nur das erste, sondern eines der führenden Instrumente geworden, Beziehungsqualität in den Begegnungen zu „messen" mit nicht – oder wenig sprechenden Klienten über die Kommunikation mit nichtsprachlichen Medien wie Musik, Berührung, Bewegung, Bildern.

Karin Schumacher/Claudine Calvet/Silke Reimer: Das EBQ-Instrument und seine entwicklungspsychologischen Grundlagen, Vandenhoeck& Ruprecht, Göttingen 2011 (mit Video DVD)

Auch meine eigene Arbeit zur Musik in Schwangerschaft und früher Kindheit zähle ich zu diesem Bereich.

Hans-Helmut Decker-Voigt, Mit Musik ins Leben, Musik in Schwangerschaft und früher Kindheit, Reinhardt, München 2007

Die jüngste Arbeit, die ich als zentral wichtig für die Verbindung von Musiktherapie auch mit Basaler Stimulation ansehe, ist aus der Gemeinschaftsarbeit von den drei vorgenannten Autorinnen heraus entstanden und zwar als Dissertation, deren Betreuung mir weitere Erkenntnisse für diese vorliegende Schrift ermöglichte.

Silke Reimer: Affektregulation in der Musiktherapie mit Menschen mit schwerster Mehrfachbehinderung, in der Reihe „Hamburger Schriften zur Musiktherapie", hgg. von Decker-Voigt, H.-H., Reichert, Wiesbaden 2016

Wesentliche Impulse zur Verbindung von Basaler Stimulation und Musik und Musiktherapie gingen dann vom Konzept der Basalen Stimulation von Andreas Fröhlich in seiner Basis-Literatur aus, besonders ausführlich in der Gemeinschaftsarbeit mit Christel Bienstein, die auf Gustorffs Arbeit hinweist und die nach meiner Kenntnis weit in die Ausbildungsdidaktik für soziale Berufe hinein strahlt.

Christel Bienstein/Andreas Fröhlich: Basale Stimulation in der Pflege, Die Grundlagen, Huber, 7. Aufl., Bern 2012

Als jüngste (Zeitschriften-)Veröffentlichung, die die Basale Stimulation im Konzept von Andreas Fröhlich namentlich mit Musiktherapie verbindet, gilt die Arbeit von Manuel Just zum Abschluss seines Musiktherapie-Studiums in Wien:

Manuel Just: Musiktherapie und Basale Stimulation in der Frührehabilitation, in: Musiktherapeutische Umschau 2/2015, Vandenhoeck & Ruprecht, Göttingen 2015

Literatur alphabetisch

Weitere Literatur, die nicht unmittelbar auf Basale Stimulation bezogen ist, jedoch für diese Arbeit genutzt wurde und für die Vertiefung des Wissens der Wissenschaft empfohlen wird.

- Brähler, Elmar/Eichenberg, Christiane: Selbstbehandlung und Selbstmedikation – medizinische und psychologische Aspekte, Hogrefe, Göttingen 2015, darin: Decker-Voigt, Hans-Helmut, „Schaden wird sie wohl nicht“ – Musik als Therapeutikum im zweiten Gesundheitsmarkt
- Decker-Voigt, Hans-Helmut, Aus der Seele gespielt, Eine Einführung in Musiktherapie (darin das Kapitel zum Zusammenhang zwischen Musik und der Persönlichkeitsstruktur des Menschen: Von den Kräften, die in jedem von uns wirken), Goldmann, München 2000
- Ders. und Weymann, Eckhardt, Lexikon Musiktherapie, Hogrefe, 2. aktualisierte Aufl., Göttingen 2009
- Ders. i. V. mit Oberegelsbacher, Dorothea, Timmermann, Tonius, Lehrbuch Musiktherapie (auf entwicklungspsychologischer Basis), UTB Reinhardt, 2. aktualisierte Aufl., München 2012
- Ehricht, Christoph, Protestantisches Unbehagen im Umgang mit dem Begriff Religion, in: Zimmermann, J. et al. (Hg.), Psychotherapie, Naturwissenschaft und Religion, Pabst, Lengerich 2015
- (Papst) Franziskus, Der Name Gottes ist Barmherzigkeit, Kösel, München 2016
- Frohne-Hagemann, Isabelle und Pleß-Adamczyk, Heino: Indikation Musiktherapie bei psychischen Problemen im Kindes-und Jugendalter, Vandenhoeck & Ruprecht, Göttingen 2005 (darin S. 95 ff: „Therapeutische Funktionen“)
- Hegi, Fritz, Übergänge zwischen Sprache und Musik, Die Wirkungskomponenten der Musiktherapie, Junfermann, Paderborn 1998
- Ders., Improvisation und Musiktherapie, Reichert, Wiesbaden 2010
- Ders./Rüdisüli, Maja, Der Wirkung von Musik auf der Spur, Theorie und Erforschung der Komponenten, Wiesbaden 2011
- Henderson, Julie, Das Buch vom Summen, AJZ-Verlag, 2. Aufl., Bielefeld 2014
- Middendorf, Ilse, Der erfahrbare Atem, Junfermann, Paderborn 1983
- Muthesius, Dorothea, Handreichungen zur Praxis im Newsletter der DGMT 2005
- Spintge, Ralph, Aspekte zum Fach MusikMedizin, in: Decker-Voigt, Hans-Helmut (Hg.), Schulen der Musiktherapie, Reinhardt, München 2001
- Stegemann, Thomas, Entspannungs- und Tiefenentspannungsverfahren in der Musiktherapie, Diss. Hamburg 2013, Link zur Staatsbibliothek über Institut für Musiktherapie der Hochschule für Musik und Theater Hamburg
- Stern, Daniel: Die Lebenserfahrung des Säuglings, Klett-Cotta, Stuttgart 1992
- Ders., Tagebuch eines Babys, Was ein Kind sieht, spürt, fühlt und denkt, Piper, München 1998

- Strobel, Wolfgang, Reader Musiktherapie, Klanggeleitete Trance, musiktherapeutische Fallsupervision und andere Beiträge, Reichert, Wiesbaden 1999
- Winnicott, Donald W., Vom Spiel zur Kreativität, Klett-Cotta, Stuttgart 1973
- Zimmermann, Jörg, Religion, Spiritualität und Psychotherapie, in: Zimmermann, Jörg et al. (Hg.), Psychotherapie, Naturwissenschaft und Religion, Pabst, Lengerich 2015

22. Anregungen für Fragen nach der musikalischen Sozialisation unserer Klienten

Die musikalische Biografie-Arbeit

„Sprechen wir mit einem Menschen über die Musik, die er liebt oder die er gar nicht mag und die Gründe dafür – und du wirst den Menschen besser und schneller kennenlernen als in einer normalen klinischen Anamnese!“ (Prof. Dr. Jörg Zimmermann, Psychiater, Chefarzt und Ärztlicher Direktor verschiedener Kliniken, derzeit der Clemens-August-Klinik in Neuenkirchen-Vörden, Professor am Institut für Musiktherapie der Musikhochschule Hamburg während einer Weiterbildung in Musiktherapie in der Karl Jaspers-Klinik Oldenburg 2012).

Je mehr wir von der musikalischen Prägung unserer Gegenüber wissen, wissen wir auch mehr über ihre allgemeine Sozialisation, über Einstellungen zu Familie, Arbeit, Kindheit, Herkunft, sozial und kulturell.

Die nachfolgenden Vorschläge für Fragen nach der musikalischen Biografie dienen als Grundlage für Gespräche mit unseren Gegenübern in der therapeutischen Beziehung, die offen sind, also nicht der Reihenfolge in den Vorschlägen folgen müssen.

Sind unsere Gegenüber gedächtnismäßig oder sprachlich nicht oder nicht mehr in der Lage, die Fragen zu beantworten, dann sind Gespräche mit den Angehörigen ebenso ergiebig, weil diese sich oft daraufhin in die musiktherapeutische Begleitung einbinden lassen, so dass unsere Arbeit das System Familie mit erfasst, also systemischer wird.

In jedem Fall bietet jede Kenntnis über die bisherige musikalische Prägung eines Menschen weit mehr Kenntnis über seine Persönlichkeit und deren Entwicklung, die uns auch unsere weitere therapeutische und therapeutisch orientierte pflegerische Begleitung kompetenter und kommunikativer (verstehender) werden lässt.

Zur Methodik des Gesprächs:

- Führen Sie dieses möglichst zeitnah, wenn ein neuer Bewohner, eine neue Klientin, eine neue Patientin in Ihre Institution kommt und in Ihr Aufgabenfeld. Noch besser als „zeitnah“ ist die Ankunft des neuen Menschen, in der dieser (oder bei nicht vorhandener Verbalisierungsfähigkeit seine Angehörigen) ohnehin an Fragen der medizinischen und sozialen Anamnese gewöhnt ist.

  Meist rufen unsere Fragen nach Musik ein positives Erstaunen darüber hervor, dass sich nicht nur medizinisch-pflegerisch für die Neue, den Neuen interessiert wird.
- Gehen Sie die Fragebögen einmal in Ruhe (!) selbst durch. Nehmen Sie sie als Anlass für ein Gespräch mit sich selbst.
- Und/oder geben Sie die Fragen einmal Ihrem Partner/Ihrer Kollegin und lassen Sie diese die Fragen Ihnen stellen…

Sie werden ein Gespür dafür bekommen, wie reich die Erinnerungen sind und wie schnell die Atmosphäre eine im besten Sinne intime wird: Denn dem Menschen wichtige Musik ist immer „intim" (lat. = innig) und führt ebenso in die Seelenlandschaft wie in die geistige Herkunft von uns selbst und unseren Gegenübern in der therapeutischen Begegnung.

In der therapeutischen Begegnung bzw. im Gespräch mit den Angehörigen

– Beginnen Sie möglichst mit den anfänglichen Fragen zur Vergangenheit oder Gegenwart.
– Folgen Sie danach im Gesprächsfluss den Erinnerungen in der Folge, wie sie ihr Gesprächsgegenüber erinnert, mit Assoziationen, mit Geschichten anreichert. Wenn das Gespräch nicht „fließt", können wir immer wieder auf den Fragebogen zurückgreifen.
– Notieren Sie sich evtl. ruhig genaue Nennungen von Namen und Zeitangaben. Wir selbst und unsere Gegenüber können kaum ein Musikerleben erinnern, das nicht mit bestimmten Personen, bestimmten Orten (Räumen) und Zeiten verbunden ist. Ein reicher Schatz an sozialem Wissen um unser Gegenüber!

  Das Aufschreiben wirkt außerdem auf die meisten Menschen positiv in dem Sinne: Es ist wichtig, was ich sage… wichtig für die therapeutische Begleitung, für eine Verbesserung der Lebenslage, für eine Steigerung der Lebensqualität!
– Im Blick auf „Musik im Mutterleib" und in früher Kindheit sind wir auf Erzählungen Dritter angewiesen, die oft genug durch die Fragen in neue intensive Beziehungen zu unserer eigentlichen Hauptperson, unserer Klientin, treten.

  „Was weiß (vermute, ahne) ich von der Musik, die meine Mutter als Mädchen/junge Frau oder mein Vater als Junge, junger Mann liebte und erlebte…?"

  „Oder was weiß ich (vermute/ahne) ich von der Musik, die meine Mutter/mein Vater bei meinen Großeltern erlebt hat…?"

  Solche Fragen bringen Einblick in soziale und kulturelle Netze auch ohne präzise Antworten.

  Das Wichtige nach dem Gespräch: die Musik.

  Woher die Musik nehmen und wohin mit ihr, die uns unsere Bewohner, Patienten, Klienten anlässlich der Fragen nennen?

  Je nachdem, wieviel die Institution der Einbeziehung von Musiktherapie im Gesamtversorgungsrahmen Raum gibt, wird die begleitete Persönlichkeit sich weiter entwickeln können. Nur hier und da, sporadisch, zufällig – ergibt sich keine Begleitung, die wir therapeutisch nennen können.

  Jedoch eine **regelmäßige** Zeit, die der Begegnungsgestaltung mit Musik für die einzelne Persönlichkeit oder Gruppe im Dienstplan gewidmet wird, bewirkt die „Wunder der Entfaltung dort, wo sich vorher nichts oder nur Rückzug zeigte".

Aus diesem Grunde sammeln Sie die im Gespräch genannten Musikstücke und Geräuschspektren (letztere gibt es ebenfalls alle auf Konserve) samt Naturmusik auf einem schnell erreichbaren und spielbaren Datenträger.

Die heutigen Smartphones und MP3-Player laden geradezu dazu ein, für die einzelnen Bewohner, Patienten, Klienten eine Musiksammlung anzulegen, die ihre Biografie spiegelt.

Die Möglichkeit rezeptiver Musiktherapie, also der Einbeziehung des gemeinsamen Hörens geliebter, wichtiger Musik unseres Gegenübers in die therapeutische Begleitung, ist so groß und einfach wie noch nie zuvor:

Diese Zeit der digitalen Medien und der Abrufmöglichkeit sowie der Möglichkeiten des oft kostenlosen Herunterladens von Musik lädt geradezu zur Nutzung einer der größten Ressourcen ein, die unsere Gegenüber haben: Musik, die unser Gegenüber liebt.

Lesen wir den letzten Satz nochmals. Er ist doppelt funktional: Da ist Musik, die von unserem Gegenüber geliebt wird – und da ist Musik, welche in unserem Gegenüber das Gefühl auslöst, von der Musik geliebt zu werden. Die Musik als Geliebte.

Und vergessen wir nicht die zweite Welt des Musikerlebens: Die der freien Improvisation in aktiven Musikspielen. Siehe die Spielsammlung.

23. Musiktherapeutische/sozialanamnestische Fragen an unsere Klienten bzw. deren Angehörige

Gegenwartsbezogene Fragen

1. Welche Art von Musik bevorzugen Sie derzeit besonders? (Beispiel für positive Besetzung)
2. Können Sie Ihre Reaktion auf diese Musik beschreiben? (Körperreaktionen/Emotionen)
3. Gibt es Musik, die Sie ablehnen? (Beispiel für negativ-emotionale Besetzung)
4. Können Sie Ihre Reaktion darauf beschreiben? (s. o.)
5. Situationen, in denen im persönlichen Bereich Musik eine Rolle spielt
6. Situationen, in denen im beruflichen Bereich Musik eine Rolle spielt
7. Typische Geräusche zu Hause – tagsüber
8. Typische Geräusche zu Hause – während der Nacht (inkl. Körpergeräusche wie z. B. Schnarchen des Patienten)
9. Typische Geräusche am Arbeitsplatz
10. Bevorzugung bestimmter Klänge und Geräusche zu Hause
11. Ablehnung bestimmter Klänge und Geräusche am Arbeitsplatz
12. Hat sich Ihre derzeitige Vorliebe für eine bestimmte Art von Musik oder für ein Instrument kürzlich geändert? Wenn ja, wann und Hintergrund dafür.
13. Haben Sie einen besonderen Wunsch im Zusammenhang mit Ihrer Lieblingsmusik?
14. Welches Musikinstrument interessiert Sie hier im Musiktherapieraum möglicherweise?

Vergangenheitsbezogene Fragen

1. Wissentliche/vermutete Vorlieben und Besonderheiten der Eltern gegenüber Musik
2. Wissentliche/vermutete Reaktionen der Eltern auf bestimmte Musik und Klänge
3. Wissentliche/vermutete klangliche Umwelt in der eigenen Kindheit
4. Wissentliche/vermutete Klangeindrücke in den ersten Lebensjahren
5. Wissentliche/vermutete Klangerlebnisse während der Schwangerschaft (Musikvorlieben der Mutter)
6. Wissentliche/vermutete vorgesungene Kinderlieder
7. Wissentliche/vermutete Wahrnehmung der Eltern oder des sozialen Umfeldes gegenüber klanglichen musikalischen Äußerungen des Patienten als Kind (Support, Ablehnung)
8. Wissen Sie eine Ihnen wenig bekannte Musik, die Sie näher kennen lernen möchten?
9. Was haben Sie für sonstige Neigungen in der Freizeit (Hobbys, Lieblingsbeschäftigung)?

24. Danksagung

- Kurt Brust, Direktor des Instituts für Soziale Berufe und der Akademie für Fortbildung – er ließ sich von
- Claudia Reiff, Fachbereichsleiterin am selbigen Institut, motivieren für die Entscheidung zu einer ersten anderthalbjährigen Weiterbildungsstudiengruppe Musiktherapie mit weiteren Folgen für die Didaktik der sozialen Ausbildungsberufe und die gemeinsame Praxisforschung von Basaler Stimulation und Musiktherapie. Sie ist auch ein Vorbild in dem Sinne der Didaktik, dass sie selbst an einer Weiterbildung als Studierende teilnahm, die sie in ihre Institution integrierte.
- Petra Erne-Herrmann, die Leiterin der Akademie für Fortbildung des Instituts
- Allen Kolleginnen dieser ersten Weiterbildungsstudiengruppe, die Musiktherapie erarbeiteten vor dem Hintergrund ihrer Kompetenz als Fachkräfte in Altenheimen und Dozentinnen, welche ständig die Basale Stimulation Andreas Fröhlichs als Bezugsbereich einbrachten und mich zur Einarbeitung in Basaler Stimulation in meiner Praxis und Forschungsarbeit und zu diesem „interdisziplinierenden“ Buch motivierten: Luise Lang, Vera Nückel, Karin Hennig als Dozentinnen am Institut, die mir unauffällig und offen logistische Arbeit abnahmen und inhaltliche Arbeit verstärkten, dann (in alphabetischer Reihung) als auswärtige Teilnehmerinnen von anderen Institutionen: Sonja Braig, Kathrin Büchler, Irmgard Ehrle, Barbara Gregori, Christa Glage, Anke Hollmann, Ulrike Kolb (zeitweise), Sibylle Löhle-Rauscher, Jutta Maag, Dr. Sabine Roth, Carolin Teutsch, Rita Ummenhofer.
- Jürgen Voosen und seinen Kollegen, die am Ravensburger Institut das Fach Musik unterrichten und großzügiger Weise immer wieder neben dem persönlichen Interesse an Musiktherapie auch ihre Räume und Instrumentenschätze freigeben.
- Norbert Schultz, meinem treuen IT-Berater, der mir die PowerPoint-Präsentationen für die Weiterbildungsstudiengruppe ebenso wie für dieses Buch gestaltete.
- Christine Jacob als meine persönliche Lektorin.
- Last but not least: Dank der (früher einmal aktiv in der Musik tätigen) Geschäftsführung und dem Team des Hotels „Bärengarten“ in Ravensburg, dessen Atmosphäre innerhalb des Hauses und in warmen Monaten im Garten (ohne die Tanzbären von früher) mir die Nischen ermöglicht zum immer wieder gerne In-die-Kapuzinerstraße-Wandern. In der wurde und wird nun gebaut und eingeweiht werden, anlässlich dessen dieses Buch als Festschrift geschrieben wurde.

Hamburg/Allenbostel-Lüneburger Heide/Ravensburg im Frühjahr 2016

Prof. Dr. Dr. h.c. Hans-Helmut Decker-Voigt
Emeritierter Gründungs-Direktor des Instituts für Musiktherapie der Hochschule für Musik und Theater Hamburg,
Prof. h.c. (ehrenhalber) der Rostropovitch-Hochschule Orenburg

Über Herausgeber und Autor

Herausgeber

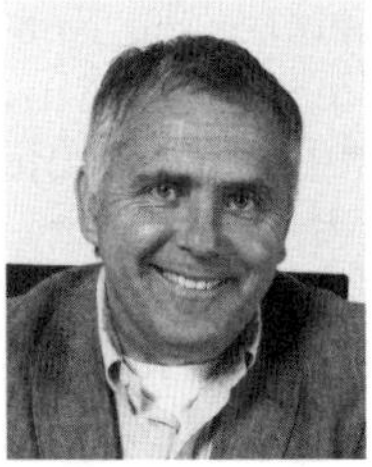

Kurt Brust, 1978–1982 Lehrerstudium an der Pädagogischen Hochschule in Weingarten (Deutsch/Politologie), 1982–1997 Arbeit in der Stiftung Liebenau bei Menschen mit hohem Assistenzbedarf. Grundlage der Arbeit waren verschiedene Konzepte der Basalen Bildung (Andreas Fröhlich, Winfried Mall und Barbara Fornefeld), 1990–1996 berufsbegleitendes Studium der Diplompädagogik in Reutlingen/Tübingen, Schwerpunkt war die außerschulische Arbeit mit Menschen mit Behinderungen, 1997–2002 Dozent am Institut für Soziale Berufe Ravensburg (Fachschule für Heilerziehungspflege), 2002–2005 Fachbereichsleiter der Fachschule für Heilerziehungspflege am Institut für Soziale Berufe in Ravensburg, 2005–2008 Direktor des Institutes für Soziale Berufe Ravensburg, 2008 – Heute Geschäftsführer und Direktor des Institutes für Soziale Berufe Ravensburg

Autor

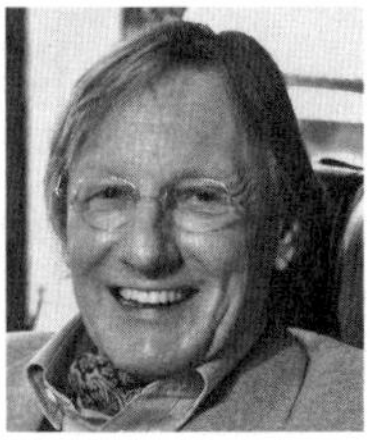

Prof. Dr. Dr. h.c. Hans-Helmut Decker-Voigt, M.A. Lesley Coll., Cambridge/USA, Prof. h.c. der Kunstwissenschaften und Dr. h.c. der Rostropovitch-Hochschule Orenburg/Russ. Gründungsdirektor des Instituts für Musiktherapie der Hochschule für Musik und Theater Hamburg von 1990 bis 2010, seit der Emeritierung 2010–2015 Senior-Professor, weiterhin Leitung des Promotionsstudienganges (alter Ordnung) und der Forschungsstelle künstlerische Therapien am o.g. Institut. Präsident der Akademie der Herbert von Karajan-Stiftung Köln (vorm. Berlin), seit 2014 Leiter der Musiktherapie-Seminare in der Akademie für Fortbildung des Instituts für Soziale Berufe Ravensburg. Gründungsmitglied des Verbandes deutscher Schriftsteller (VS), Herausgeber und Autor verschiedener Lehrwerke mit Übersetzungen in 14 Sprachen, Gründungsherausgeber der Zs. „Musik und Gesundsein“, Gast- und Stiftungsprofessuren in USA, Taiwan, Japan, Ungarn, Estland, Russland, China. www.decker-voigt-archiv.de